U0309751

图解 **百姓天天养生丛书**

健康顺时生活

王洪磊／编著

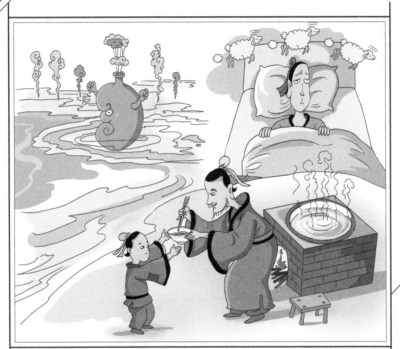

立冬 小雪 大雪篇

养生专家 **+** 阴阳平衡百病消 **+** 海量丰富资料，通俗易懂
精校细勘 512幅手绘精解 速查全图解

天津出版传媒集团

天津科学技术出版社

图书在版编目（CIP）数据

健康顺时生活.立冬小雪大雪篇 / 王洪磊编著. --
天津：天津科学技术出版社，2021.5
　（图解百姓天天养生丛书）
　ISBN 978-7-5576-8964-3

　Ⅰ.①健… Ⅱ.①王… Ⅲ.①二十四节气 – 关系 – 养
生（中医） Ⅳ.①R212

中国版本图书馆 CIP 数据核字（2021）第064039号

———————————————————————————————

健康顺时生活.立冬小雪大雪篇
JIANKANG SHUNSHI SHENGHUO LIDONG XIAOXUE DAXUE PIAN

策划编辑：刘丽燕　张　萍
责任编辑：孟祥刚
责任印制：兰　毅
出　　版：天津出版传媒集团
　　　　　天津科学技术出版
地　　址：天津市西康路 35 号
邮　　编：300051
电　　话：（022）23332490
网　　址：www.tjkjcbs.com.cn
发　　行：新华书店经销
印　　刷：三河市兴国印务有限公司

———————————————————————————————

开本 787×1092　1/16　印张 16　字数 200 000
2021年5月第 1 版第 1 次印刷
定价：38.00 元

可喜可贺！2016年11月30日，中国的二十四节气被联合国教科文组织列入人类非物质文化遗产名录，被称为中国的"第五大发明"。二十四节气，蕴含着中国人的伟大智慧，具有很强的文化价值。

"春雨惊春清谷天，夏满芒夏暑相连。秋处露秋寒霜降，冬雪雪冬小大寒。"这是我国古代劳动人民在长期的生产和生活实践中总结出来的二十四节气歌诀。生命如花，人的身体就像是一朵顺应自然而春生夏放、秋谢冬衰的花朵。面对自然衰老，人们无法抗拒。面对各种可能的侵袭，客观来说，也不是每一次、每个人都能幸运躲避的。但是，这并非说人不能有所作为。一个人如果能顺应自然，遵循自然变化的规律，做到起居有常，劳逸结合，使生命过程的节奏随着时间、空间和四时气候的改变而进行调整，就能使其达到健运脾胃，调养后天，延年益寿的目的。

基于此，本书汲取了传统中医名著《黄帝内经》的精髓，从独特新颖的视角指明了二十四节气养生的规律。《黄帝内经》成书于春秋战国时期，是影响中国社会数千年文明历史的医学典籍，倡导"夫四时阴阳者，万物之根本也，所以圣人春夏养阳，秋冬养阴，以从其根，故与万物沉浮于生长之门。逆其根，则伐其本，坏其真矣"。此乃古人对四时调摄之宗旨，告诫人们要顺应四时养生，遵循自然界循序渐进的变化过程，在由内到外的精心保养中，让体质得以增强，让疾病得以预防，让生命得以颐养。

本书从四季调养的角度出发，脉络清晰、内容翔实地解析各个季节的不同气候特点以及易发、多发疾病，从养、治的角度对各个季节特点进行养生总则说明，还涉及经络与穴位养生、中药养生、情志养生、运动养生等方方面面的内容，为你构建一个综合的保健体系。

最后说说我的由衷之言：

其一，本书汲取并融合了传统中医名著《黄帝内经》的精髓，从独特新颖的视角分解了二十四节气养生的规律。

其二，本书以简洁通俗的文字，生动有趣的漫画，将最实用的时令养生精髓跃然纸上，让大众养生学习变得轻松、自如、有趣起来。希望你在袅袅茶香里捧读此书时，它能便捷地激活生命的健康密码！定会让你有所获，有所得。

编　者

2020年8月

第一章

冬三月养肾概要

第二章

立冬节气话养生

健康顺时生活立冬小雪大雪篇

图解百姓天天养生丛书

目录

第三章

小雪节气话养生

第四章

大雪节气话养生

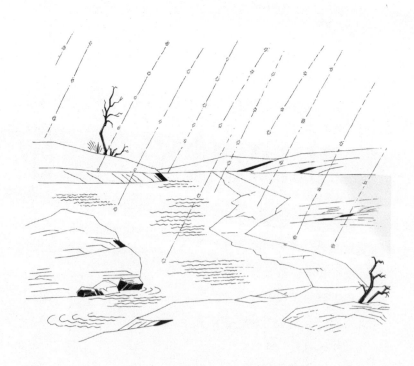

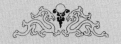

第一章

冬三月 养肾概要

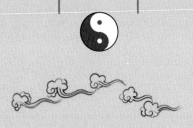

知己知彼，方好养肾

肾的生理特性

肾与形窍志液的关系

肾与四时、五行、五色、五味等的关系

肾的生理特性

　　肾位于腰部，脊柱两旁，左右各一，故有"腰者，肾之府"之称。由于肾有"先天之精"，为脏腑阴阳之本，生命之源，故称其为"先天之本"。肾在五行中属水，主要功能为藏精，主生长、发育、生殖和水液代谢。

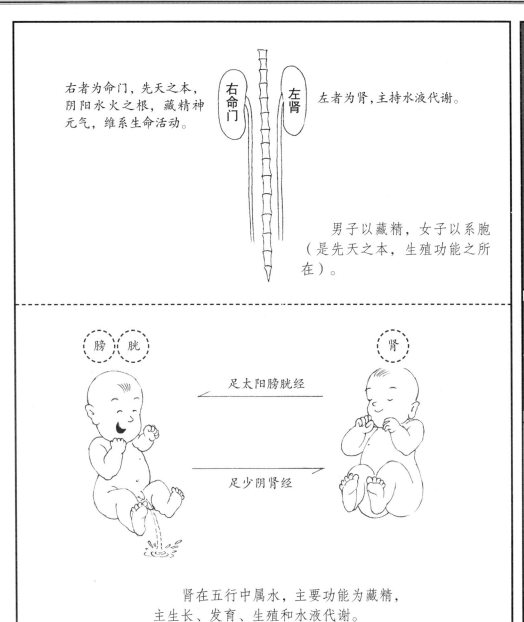

右者为命门，先天之本，阴阳水火之根，藏精神元气，维系生命活动。

右命门

左肾

左者为肾，主持水液代谢。

男子以藏精，女子以系胞（是先天之本，生殖功能之所在）。

膀　胱

肾

足太阳膀胱经

足少阴肾经

肾在五行中属水，主要功能为藏精，主生长、发育、生殖和水液代谢。

主藏精

    肾的主要生理功能首先是藏精，肾精主生长、发育和生殖。

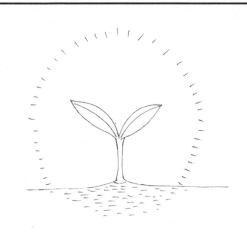

    精气是构成人体的基本物质，也是人体生长发育及各种功能活动的物质基础，它包括"先天之精"和"后天之精"。

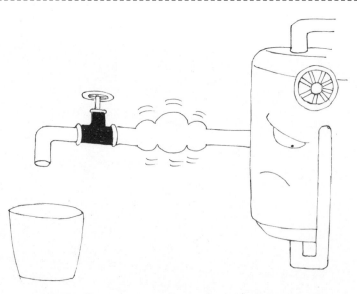

    肾对精气的闭藏，是为精气能在体内发挥应有的效用创造良好的条件，而不使其无故流失，影响机体的生长、发育和生殖能力。

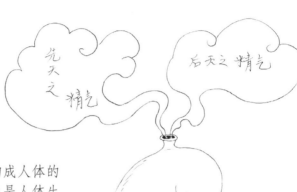

先天之精气

后天之精气

精气是构成人体的基本物质，也是人体生长发育及各种功能活动的物质基础，它包括"先天之精"和"后天之精"。

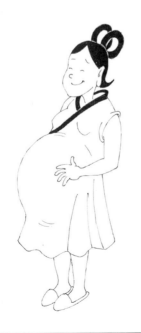

"先天之精"是禀受于父母的生殖之精。它与生俱来，是构成胚胎发育的原始物质，所以称"肾为先天之本"。

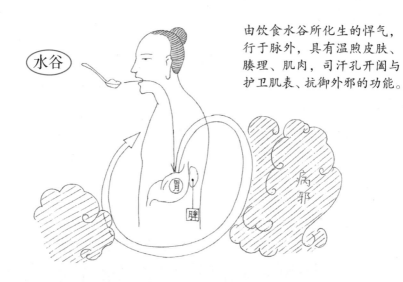

由饮食水谷所化生的悍气，行于脉外，具有温煦皮肤、腠理、肌肉，司汗孔开阖与护卫肌表、抗御外邪的功能。

"后天之精"则指出生之后，来源于脾胃运化而生成的水谷之精气，及脏腑活动中化生的精气通过代谢平衡后的剩余部分。

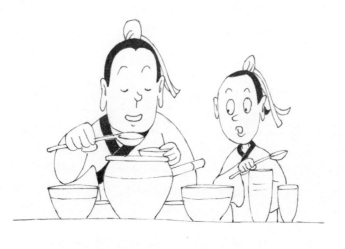

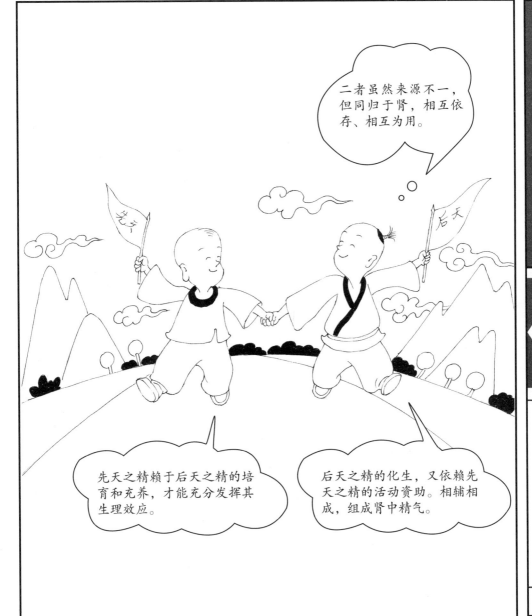

《素问·上古天真论》中记载：肾精的主要功能是促进机体的生长、发育和逐步具备生殖能力。

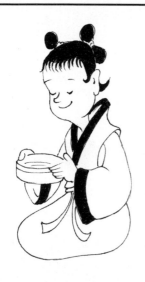

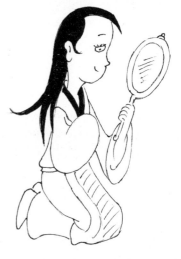

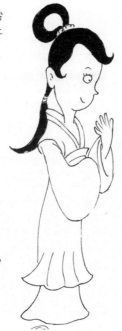

女子七岁，肾气开始充盛，乳牙更换，毛发开始茂盛。

十四岁，天癸产生，任脉通畅，太冲脉旺盛；月经来潮，故能生育。

二十一岁，肾气充满，智齿生出牙齿就长全了。

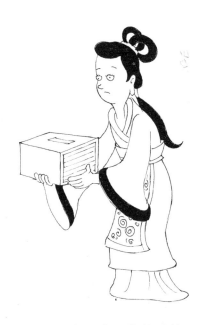

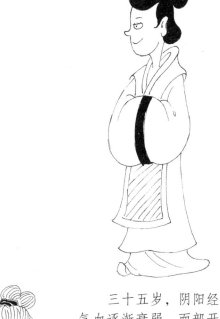

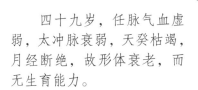

二十八岁，筋骨强健有力，毛发生长达到最茂盛阶段，此时身体最坚实。

三十五岁，阴阳经脉气血逐渐衰弱，面部开始憔悴，头发开始变白。

四十九岁，任脉气血虚弱，太冲脉衰弱，天癸枯竭，月经断绝，故形体衰老，而无生育能力。

肾主水，接受五脏六腑的精气而贮藏起来，因此五脏旺盛，肾才能外泄精气。年老时，五脏均衰竭，筋骨松散乏力，天癸竭尽，所以发鬓变白，身体沉重，步态不稳，也不能生育子女了。

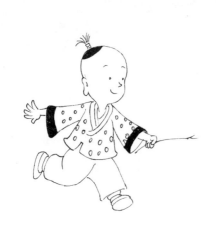

男子八岁，肾气充实，毛发开始茂盛，乳牙更换。

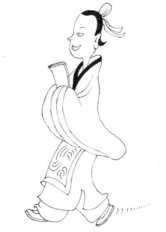

十六岁，肾气旺盛，天癸产生，精气满溢而能外泄，两性交合，就能生育。

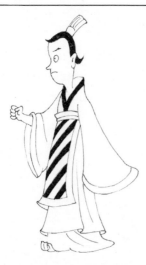

二十四岁，肾气充满，筋骨强健，智齿生出，牙齿生全。

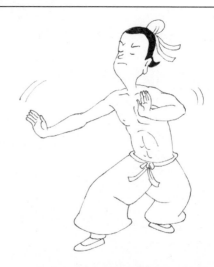

三十二岁，筋骨盛大，肌肉丰满而壮实。

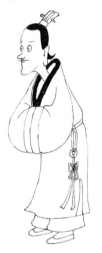

四十岁时，肾气衰退，头发开始脱落，牙齿枯槁。

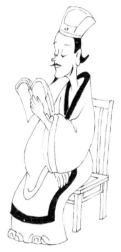

四十八岁，阳气衰竭于上部，面色憔悴，两鬓花白。

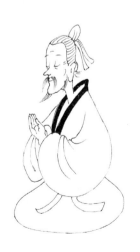

五十六岁时，肝气衰退，筋脉活动不便。

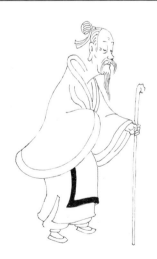

六十四岁时，天癸枯竭，精少肾衰，身形衰疲，牙齿头发脱落。

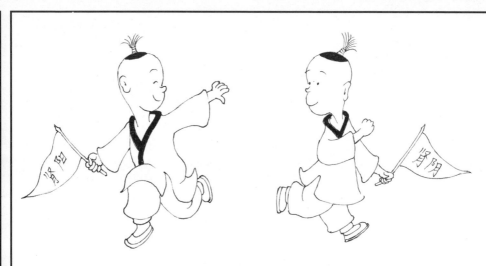

以上论述明确地指出了机体生、长、壮、老、已的自然规律，与肾中精气盛衰密切相关，为了在理论和实践上全面阐明肾中精气的效应，概括为肾阴和肾阳。

肾阴和肾阳，又称元阴和元阳、真阴和真阳，是机体阴阳的根本，二者之间相互制约、相互依存、相互为用，维护着各脏腑阴阳的相互平衡。

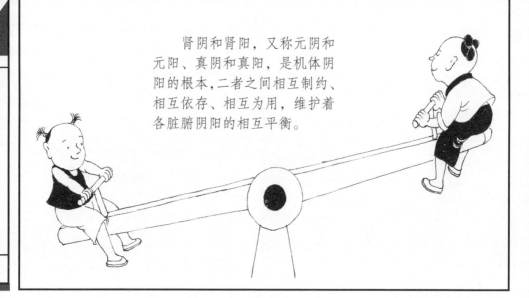

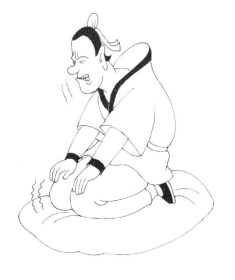

肾阴和肾阳的平衡一旦被破坏，就会形成肾阴虚或肾阳虚，出现内热、眩晕、耳鸣、腰膝酸软、遗精、舌质红而少津等肾阴虚证候。

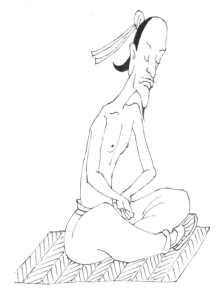

或是出现疲惫乏力，形寒肢冷，腰酸腿痛和萎弱，小便清长或不利、遗尿失禁、舌质淡以及功能减退和水肿等肾阳虚的症候。

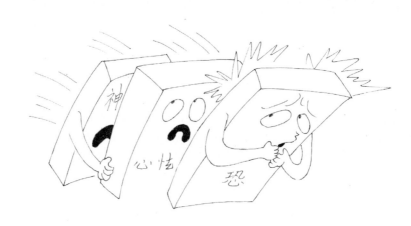

　　反之，其他各脏的阴阳失调，久之也必累及肾，损耗肾精导致肾阴阳失衡。

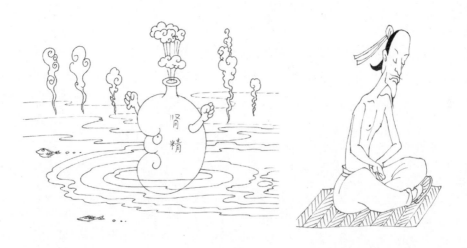

　　肾阴及肾阳均是以肾中精气为其物质基础，所以肾的阴虚和阳虚，都是肾精不足的表现。

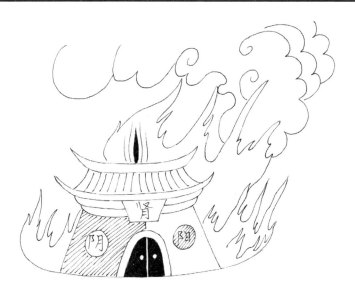

因而肾阴虚到一定程度，就会累及肾阳，发展为阴阳两虚，称为"阴损及阳"。肾阳虚到一定程度的时候，也可累及肾阴，发展为阴阳两虚，称为"阳损及阴"。

同时，肾中精气亏损的表现多种多样，在一定条件下，肾中精气虽已损耗，但其阴阳失调的状况，却又不很明显，因而称作肾中精气亏损，或可分别称作肾精不足和肾气虚。

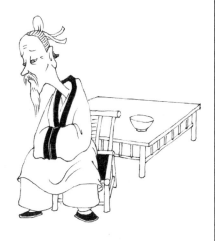

主水液

　　肾主水液，主要是指肾中精气的气化功能，对于体内津液的输布和排泄，维持体内津液代谢的平衡作用。

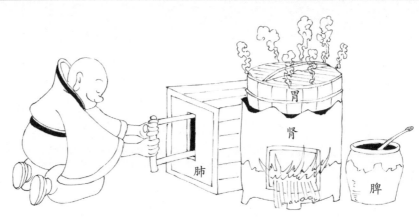

　　肾中精气的蒸腾气化，实际上主宰着整个津液代谢，肺、脾等内脏对津液的气化，也依赖于此。

　　津液的代谢是通过胃的摄入、脾的运化转输、肺的宣发和肃降、肾的蒸腾气化，以三焦为通道，送至周身。

　　经过代谢后的津液，则化为汗、尿液和气排出体外。

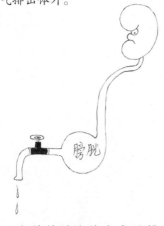

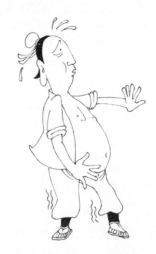

　　尤其是尿液的生成及排泄这一过程，对维持体内津液代谢平衡起着重要的作用。因此又说肾主水液。

　　若肾功能失常，则可致小便代谢障碍引起尿少、水肿等病证，同时导致气不化水，发生小便清长等。

图解百姓天天养生丛书

健康顺时生活立冬小雪大雪篇

主纳气

纳，固摄、受纳之意。也就是指肾有摄纳肺所吸入的清气、防止呼吸表浅的作用，才能保证体内外气体的正常交换。肺虽主呼吸，却须依赖肾的纳气功能，也就是肾的闭藏作用在呼吸运动中的体现。

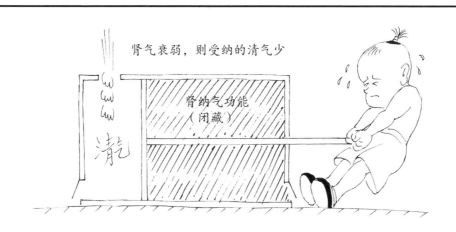

肾气衰弱，则受纳的清气少

肾纳气功能（闭藏）

清

纳，固摄、受纳之意。也就是指肾有摄纳肺所吸入的清气、防止呼吸表浅的作用，才能保证体内外气体的正常交换。肺虽主呼吸，却须依赖肾的纳气功能，也就是肾的闭藏作用在呼吸运动中的体现。

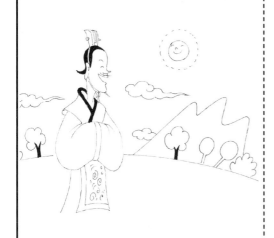

由于肺的呼吸要保持一定的深度，故肾的纳气功能正常，呼吸才能均匀和调。

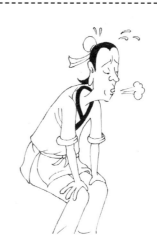

反之，呼吸就表浅，会出现气喘、呼多吸少等病理现象，中医称为"肾不纳气"。

肾与形窍志液的关系

肾在体合骨，其华在发

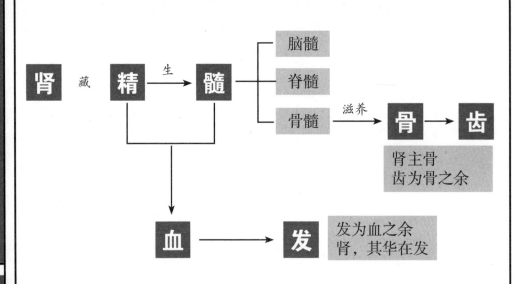

肾 藏 精 生 髓

脑髓
脊髓
骨髓 滋养 骨 → 齿

肾主骨
齿为骨之余

血 → 发

发为血之余
肾，其华在发

肾在体合骨，其华在发：肾藏精，精生髓，髓养骨；发的生长，全赖精与血的濡养。

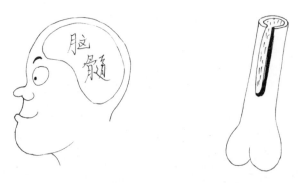

髓，有脑髓、脊髓和骨髓之分，它们都属于肾中精气所化生。故而，肾中精气的充盈与否，直接影响骨的生长和发育，包括脊髓和脑髓的充盈和发育。

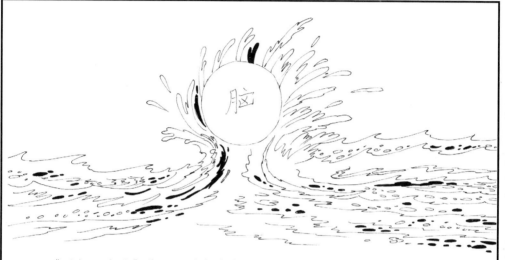

　　《灵枢·海论》载："髓海有余，则轻劲多力，自过其度；髓海不足，则脑转耳鸣，胫酸眩冒，目无所见，懈怠安卧。"《素问·灵兰秘典》载："肾者，作强之官，伎巧生焉"，就是指肾中精气主骨髓生理功能的作用。

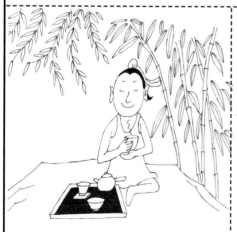

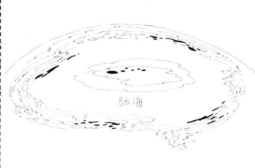

　　肾精充足，则髓海得养，脑发育就健全，则能充分发挥其"精明之府"的生理功能。

　　脊髓上通于脑，随聚而成脑，故称其为"脑海"。

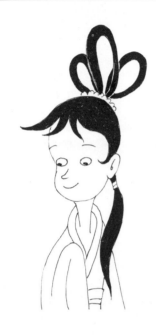

其华在发：发的生长全赖于精和血。肾藏精，故有"其华在发"之说法。

发的生长、脱落，润泽与枯槁，同样要赖肾精的充养和血液的濡养，所以又有"发为血之余"一说。

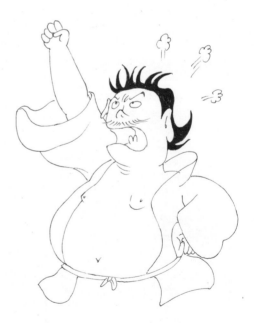

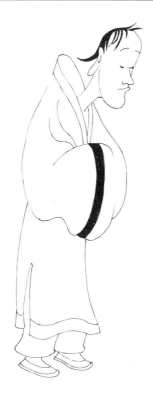

人在青壮年时期，由于精血充足，则发长而泽。但时值青壮年，年纪轻轻，头发出现枯萎、脱落，甚至华发早生，则表明肾精严重亏虚或血虚。

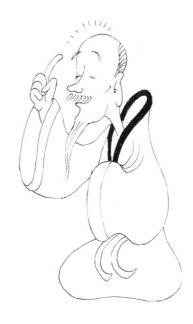

老年时期由于精血虚损，毛发变白而脱落，此为人的生长规律使然，属正常现象。

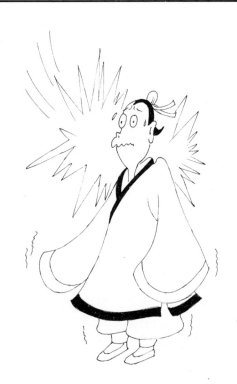

《素问·举痛论》载："恐则气下、惊则气乱。""恐则气下"意思是说，人产生恐惧感时，则上焦气机闭塞，气迫于下焦，则下焦胀满，甚则遗尿。

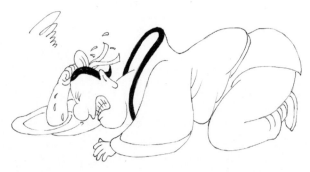

"惊则气乱"，就是指机体的正常生理活动被突然扰乱，出现心神不定、手足无措的现象。

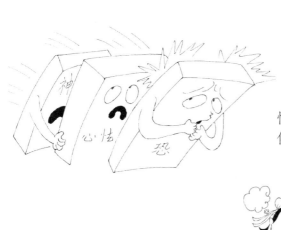

惊或恐为一种不良刺激，惊恐吓属肾，恐为肾之志，但总与心主神明相关。

心藏神，神伤则心怯而恐。

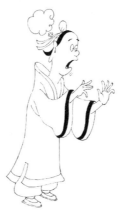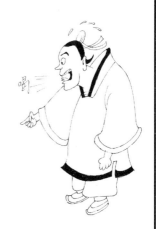

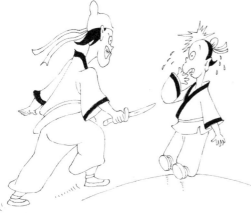

肾在志为恐：恐，恐惧，同惊，但惊为不自知，事出突然而惊；恐，为自知，俗称胆怯。

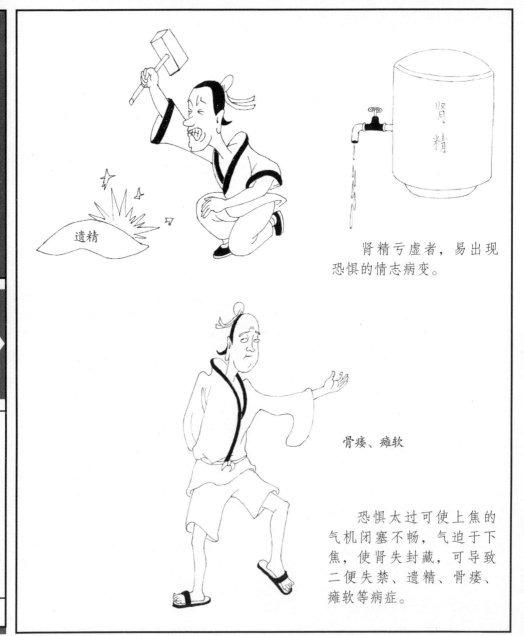

遗精

肾精

肾精亏虚者，易出现恐惧的情志病变。

骨痿、瘫软

恐惧太过可使上焦的气机闭塞不畅，气迫于下焦，使肾失封藏，可导致二便失禁、遗精、骨痿、瘫软等病症。

肾开窍于耳

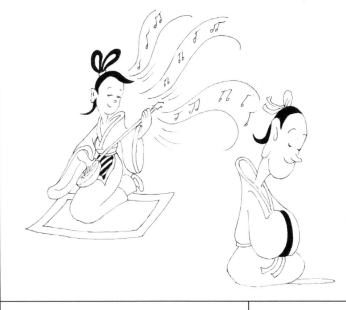

肾开窍于耳：耳的听觉是否灵敏，则与肾精的盈亏密切相关。正如"肾和则耳能闻五音"。

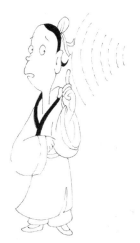

肾精充足，髓海得养，则听觉灵敏。

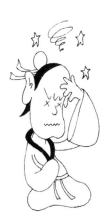

肾精亏虚，则头昏目眩、反应迟钝、站立不稳。

肾开窍于二阴

　　二阴：前阴（外生殖器），为排尿和生殖的器官；后阴（肛门），为排泄
粪便的通道。

肾开窍于前阴：肾主生殖，
而膀胱贮尿和排尿的功能要通
过肾的气化功能来实现，肾气
化功能正常，膀胱就能适时开
合及排尿。

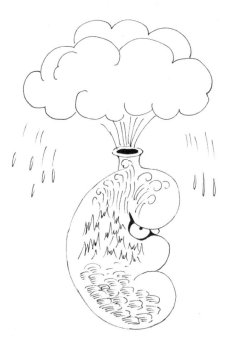

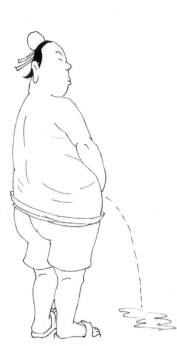

肾气不足，失于固摄，膀胱
约束无权，则会出现尿频、遗尿、
尿失禁等证。

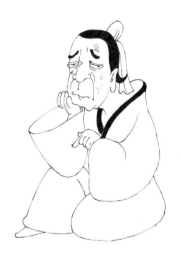

肾气虚衰，不能蒸化，则膀胱气化不利，就会出现小便不利，甚则癃闭。

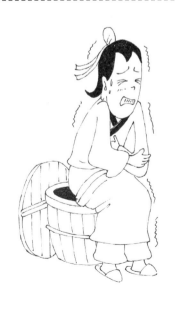

肾开窍于后阴：肾中阴阳可以直接反映大便的形成和排泄。肾阴的盛衰，影响着肠道的润燥。如肾阴不足，肠液枯涸而便秘。

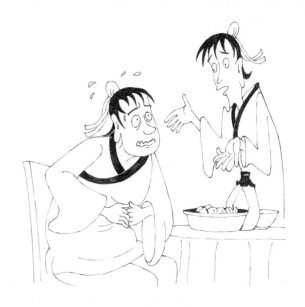

反之，肾阳虚弱，则脾阳虚弱，
就会出现五更泄泻，虚寒下痢。

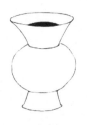

此外，大肠的这一传导
作用，亦与肾的气化功能相
关，故有"肾主二便"之说。

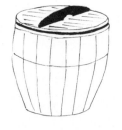

前阴

后阴

肛门的启闭，亦有赖于肾气对下元的固摄作用。

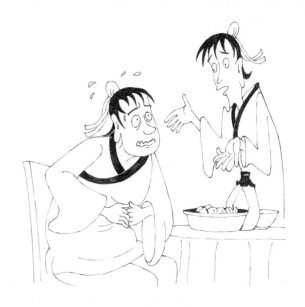

肾在液为唾

唾为口津，为唾液中较为稠厚的部分。

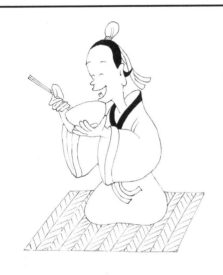

唾为肾精所化，由舌下金津、玉液二穴分泌而出，具有滋润口腔，帮助消化之功能。

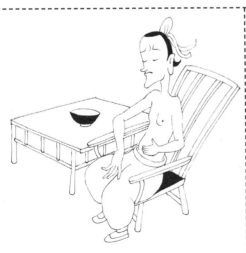

唾与脾胃亦有关。正如《杂病源流犀烛·诸汗源流》载："唾为肾液，而肾为胃关，故肾家之唾为病，必见于胃也。"

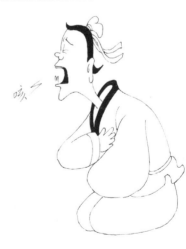

肾精不足，则唾液分泌减少；多唾、久唾，则会使肾中精气过多地耗损。

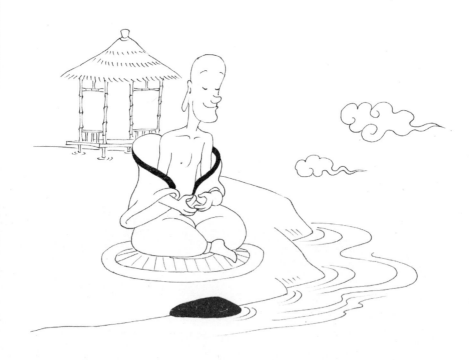

古代导引家：以舌抵上腭，让舌下唾液缓缓沁出，待口中津满，而后咽下，有补养肾精之功效。

肾与四时、五行、五色、五味等的关系

	肾	宜 忌
四时	冬	冬季是万物蛰伏的季节，是保养肾脏的好时机。此时人们可以早睡晚起，注意避寒，尽量待在温暖的地方，不要过多地出汗，以防损伤正气。否则少阴之气就不能潜藏，肾受损，泌别清浊的能力就会下降，影响人的健康
五行	水	肾为水脏，喜润而恶燥
五味	黑	肾在五色为黑色。常吃些黑色的食物有助于保养肾脏，如黑木耳、黑芝麻、核桃仁、黑豆粥、黑米粥等
五色	咸	咸入肾。适量的咸可以滋养肾气，但不可过重。食咸太多，易伤元气，对心肾不好
五体	骨	肾藏精，主骨生髓，肾精气的盛衰，可影响骨骼的生成、发育及荣枯
五志	恐	恐伤肾。过恐易伤肾，可致肾气耗损，精气下陷，升降失调，出现大小便失禁、遗精、滑泄、堕胎、早产等症状
五谷	豆	肾在五谷为豆。大豆具有补气益肾、润燥消水的作用，常食大豆对肾有好处

肾病的中医辨证

肾阴虚	肾阳虚
肾气不固	肾不纳气

肾阴虚

肾阴虚，又称肾水不足。导致本证的具体原因有：

1.房事不节，耗伤肾精。

2.久病伤肾。

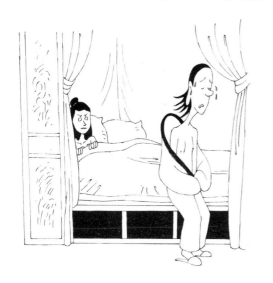

房事需有节制，则既可爽神，又可健康。若房劳过度，最伤肾精，甚至可短寿而亡。特别是冬天，阳气敛藏于肾水之中。此时若过度房事，使敛藏的肾精外泄。

久病及肾，由表入里

邪气侵袭，初则在表，多属三阳，若正气抵抗不足，则邪气会内陷，进入三阴层次。或者，若少阴阳气不足，邪气亦可能从太阳直入少阴。手少阴属心，足少阴属肾。邪入少阴，或入心，或入肾。入心则心慌、怔忡；入肾则腰软而尿见精浊。

再者，正气充足，则初病尚轻，亦可速愈；若正气虚弱，病邪久久不退，渐而入肾，则症状加重、缠绵难愈。邪之入肾，则会伤损肾气；而肾中精气不足，则祛邪无力，导致病情难愈，如此形成恶性循环，久之必陷入不治。

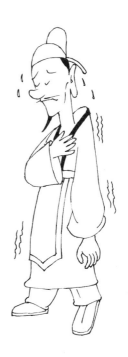

3.身心过劳，耗伤肾经。

4.过服温燥劫阴之品。

5.相火妄动，扰动肾精气。

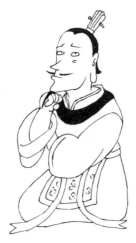

肾中所藏的精既来源于先天父母之精，亦源自后天脾胃运化之精。若身心劳倦，则先天后天之精皆伤。

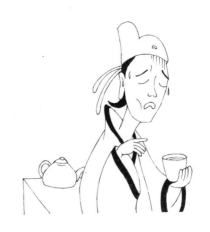

过服温燥劫阴之品

体力过度劳累初则损阳，再则损精。营于名利，心神劳累，亦伤肾精。肾主髓，脑为髓之海，若过于用脑劳心，则渐伤髓海，此亦属伤肾。

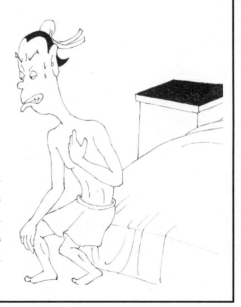

见美女而心起邪念，即会导致相火妄动，扰动精宫而肾精暗耗。再者，见他人之财富地位而心生羡慕，这本是人之常情，亦是人生进取的动力。但若沉浸在羡慕之中而不知节制，则亦属相火妄动。

耗伤肾阴具体表现症状

头晕健忘、失眠多梦、视力减退、耳鸣耳聋、两颧红赤、盗汗。

五心烦热、舌红少苔、口干咽燥、腰膝酸痛。

女性崩漏、闭经、不孕；男性遗精。

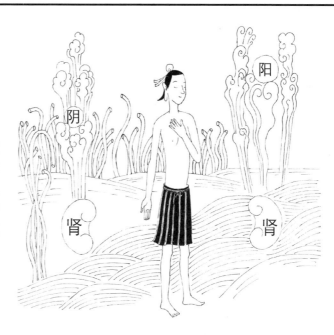

肾阴为一身阴液之根本，有滋养形体脏腑、生髓充骨养脑、抑制阳亢火动、维持正常生长发育、生殖等功能活动。

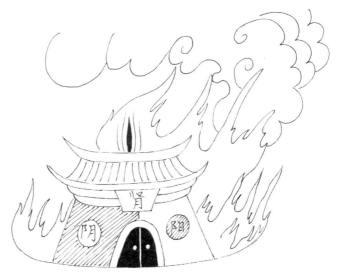

肾阳过盛，必殃及肾阴，肾阴虚亏则导致肾水不足。

肾阳虚

　　肾阳虚，又称命门火衰，肾阳为一身阳气之根本，具温煦形体，卫阳固表，蒸化水液，促进发育、生殖等功能。肾阳虚衰，则温煦失职；气化无权，则形寒肢冷，面色淡白，神疲健忘及性功能衰减，出现阳痿、不孕等病症。

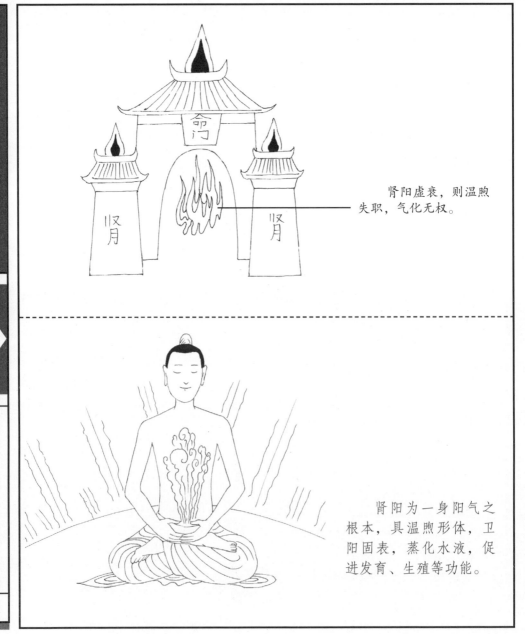

肾阳虚衰，则温煦失职，气化无权。

肾阳为一身阳气之根本，具温煦形体，卫阳固表，蒸化水液，促进发育、生殖等功能。

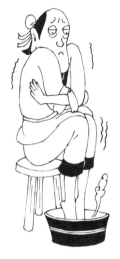

形寒肢冷，面色淡白

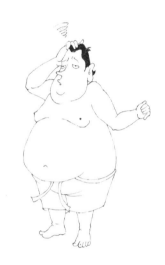

神疲健忘

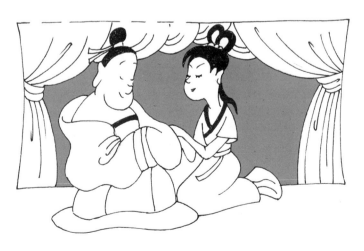

性功能衰减，出现阳痿、不孕等病症

肾气不固

　　肾与膀胱互为表里，肾形成尿液，下注于膀胱贮藏。此证的具体病因：年事已高，肾气虚衰；久病劳损，伤肾；年幼，肾气不充。

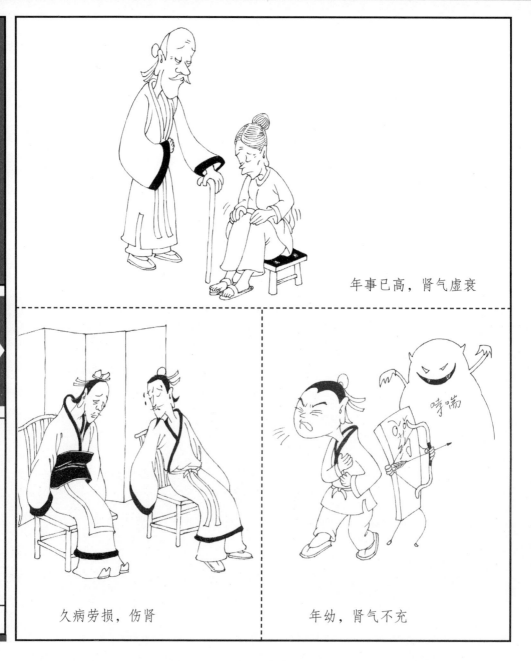

年事已高，肾气虚衰

久病劳损，伤肾

年幼，肾气不充

中医学认为：没有肾的"气化"，膀胱则无法完成排泄尿液的功能。当肾气不固，膀胱失约，则出现小便失禁、尿后余沥、夜尿、遗尿、尿频等症。

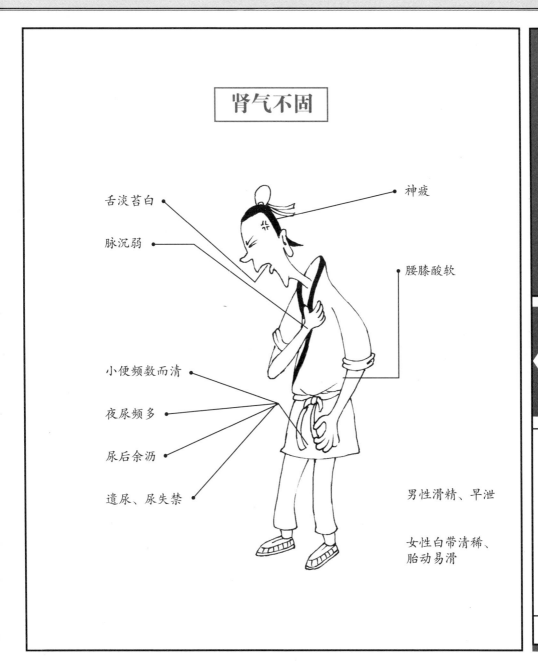

肾气不固

舌淡苔白

脉沉弱

神疲

腰膝酸软

小便频数而清

夜尿频多

尿后余沥

遗尿、尿失禁

男性滑精、早泄

女性白带清稀、
胎动易滑

肾不纳气

中医有"肺主呼气，肾主纳气"的说法，认为呼吸虽为肺所主，但吸入之气，必须下及于肾，由肾气为之摄纳，若久病或过度房劳损伤肾气，则气失摄纳出现面部虚肿、咳逆汗出；声低气怯、呼多吸少；舌淡、脉虚浮；四肢不温、腰

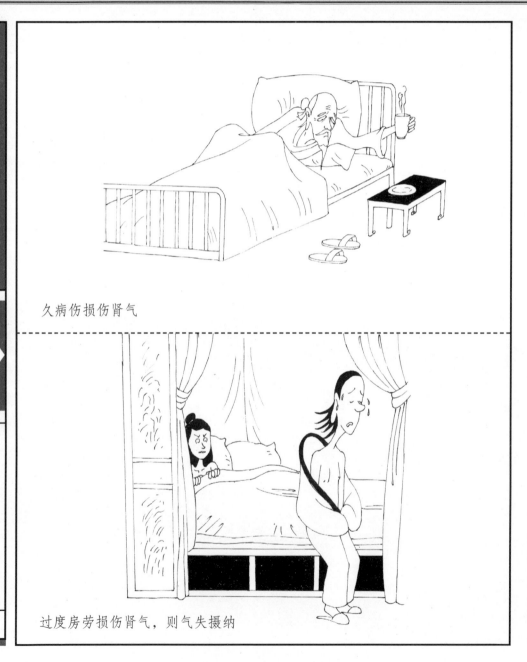

久病伤损伤肾气

过度房劳损伤肾气，则气失摄纳

膝酸痛；气短喘促、动则喘甚等证候。

究因归结于肾虚阳衰、卫表不固或阳气不能化水行气所致。

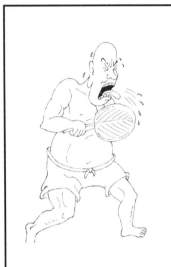

面部虚肿、咳逆汗出

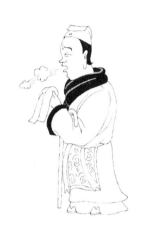

声低气怯、呼多吸少

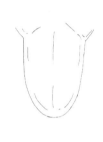

舌淡、脉虚浮

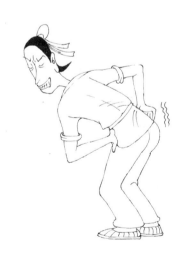

四肢不温、腰膝酸痛

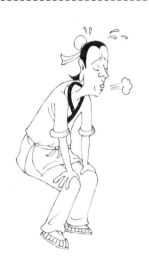

气短喘促、动则喘甚

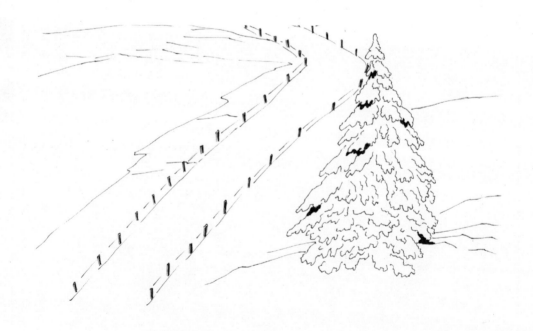

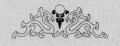

第二章

立冬节气话养生

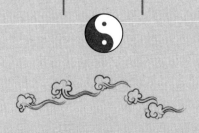

立冬节气思维导图

《立冬》
唐·李白

《立冬夜舟中作》
宋·范成大

《立冬前一日霜对菊有感》
宋·钱时

文艺

《立冬即事二首（其一）》
元·仇远

《立冬》
明·王稚登

滋阴　补阳

汤圆　饺子　羊肉汤 —— 补冬

赐群臣冬衣

矜恤孤寡之制 —— 天子出郊 迎冬

祛寒　娇耳汤 —— 吃饺子

养生

备酒席　拜见

长辈　师友 —— 贺冬

端　方盘

慰问　老师

庆　丰收

祭祖 —— 杀鸡　宰羊　时令佳品

祭天 —— 谢　上天

恩赐　丰年

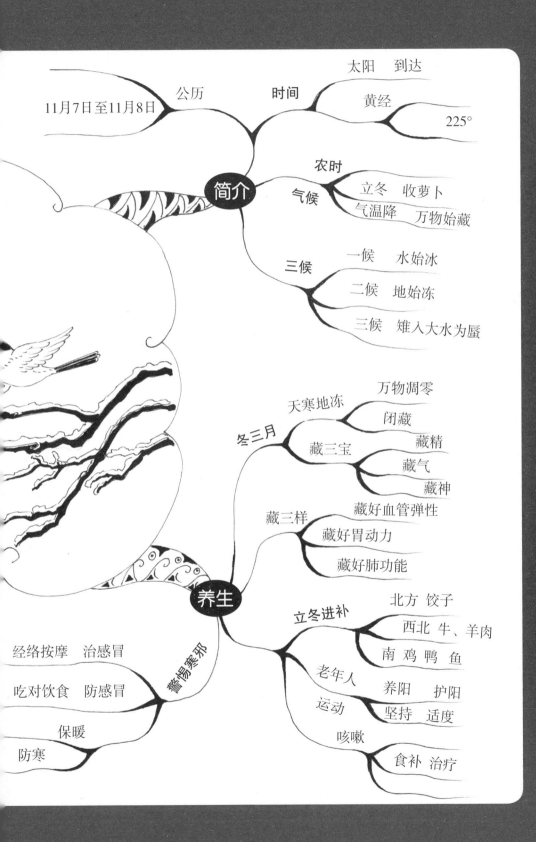

公历　11月7日至11月8日

时间
　太阳　到达
　黄经
　225°

简介

农时
气候
　立冬　收萝卜
　气温降　万物始藏

三候
　一候　水始冰
　二候　地始冻
　三候　雉入大水为蜃

冬三月

天寒地冻
　万物凋零
　闭藏

藏三宝
　藏精
　藏气
　藏神

藏三样
　藏好血管弹性
　藏好胃动力
　藏好肺功能

养生

立冬进补
　北方　饺子
　西北　牛、羊肉
　南　鸡　鸭　鱼

老年人　养阳　护阳
运动　坚持　适度
咳嗽　食补　治疗

警惕寒邪

经络按摩　治感冒
吃对饮食　防感冒
保暖
防寒

立冬节气要知晓

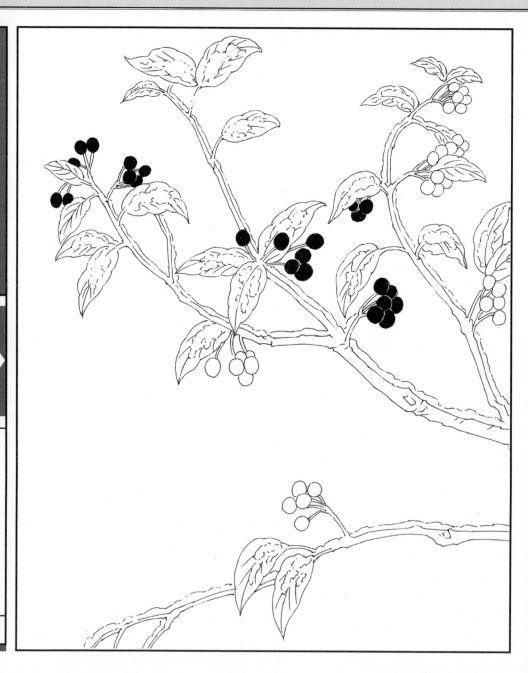

星象物候

　　立冬节气一般在公历11月7日至11月8日。立冬之日，太阳位于黄经225°。这天晚七点，仰望星空，北斗七星的斗柄正指向西北方，即315°处，古人称为乾的方向。

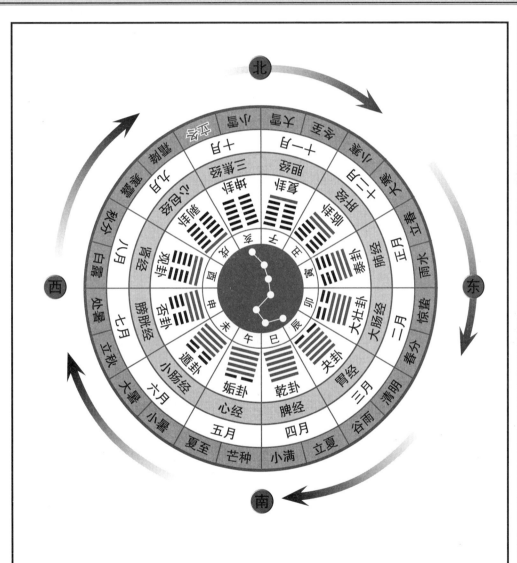

　　《礼记·月令》载："（孟冬之月）立冬之日，天子亲率三公、九卿、诸侯、大夫，以迎冬于北郊。"

冬季未必同时到

每逢立春节气，很多年轻人总是迫不及待地想脱掉棉衣。其实，立春后，温度仍然很低，人们感觉还是很冷，即所谓春寒料峭，因而对我国大多数地方来说，可以说是立春不见春。那么，立冬之后是否天气依然相当暖和，因而立冬不见冬呢？

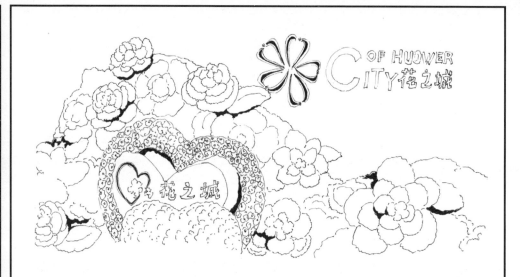

我国疆域辽阔。虽然黄河流域四季分明，但并非全国如此。福州以南就没有冬季，"草经冬不枯，花非春亦放。"昆明四季如春。哈尔滨则号称"冰城"，秋冬来早春来迟。

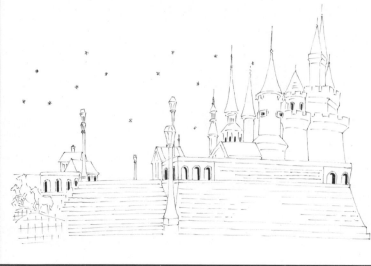

我国北方，一般在10月底就已经进入冬天了。北方的冬天非常漫长，通常有5个月左右。

立冬三候

　　一候水始冰，二候地始冻，三候雉入大水为蜃。

一候水始冰

　　这时河水已经开始结冰了，只是这时候看见的还是小冰凌。

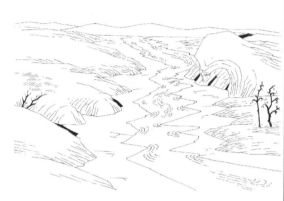

二候地始冻

　　这时气温降到0℃以下，土地的表层已开始冻结了，随着温度的继续下降，冻层会不断加厚。

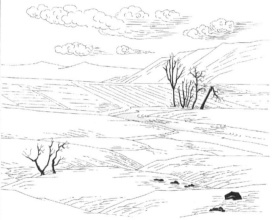

三候雉入大水为蜃

　　雉指野鸡，蜃为大蛤，立冬后，野鸡便不多见了，而海边却可以看到外壳与野鸡的线条及颜色相似的大蛤。所以古人认为雉到立冬后便变成大蛤了。

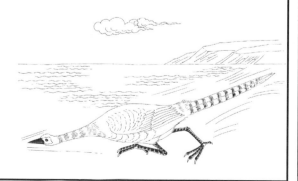

立冬

唐·李白

冻笔新诗懒写，寒炉美酒时温。

醉看墨花月白，恍疑雪满前村。

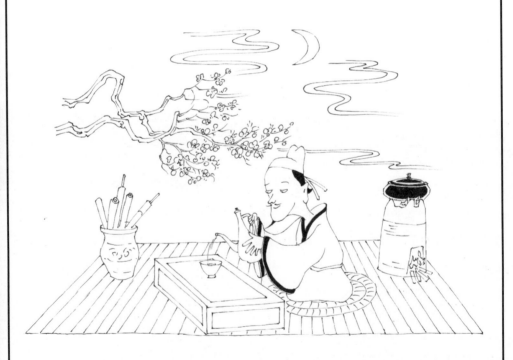

立冬之日，天气寒冷，笔墨都冻结了，诗人正好偷懒不写新诗，火炉上的美酒时常是温热的。醉眼观看月下砚石上的墨渍花纹，恍惚间以为是大雪落满山村。

立冬

明·王稚登

秋风吹尽旧庭柯，黄叶丹枫客里过。

一点禅灯半轮月，今宵寒较昨宵多。

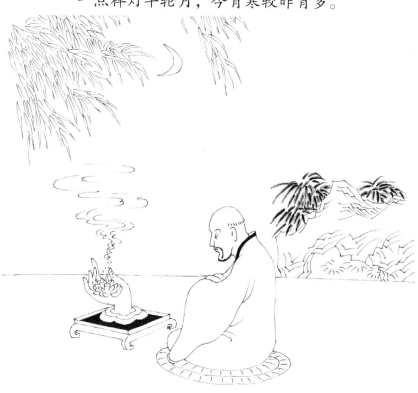

等到秋风吹尽旧院的树叶树茎的时候，秋天也就尽了，也就该到冬天了。树叶黄了，枫叶红了的时候我还客居他乡，夜里稀疏禅灯加上半轮残月，今晚比昨晚还寒冷啊。

立冬前一日霜对菊有感

宋·钱时

昨夜清霜冷絮裯，纷纷红叶满阶头。

园林尽扫西风去，惟有黄花不负秋。

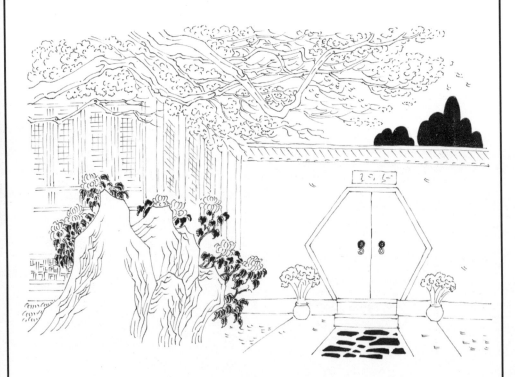

昨天夜里下了清霜，躲在被衾中都感到寒冷；早晨起来，门前台阶落满了红叶。花园里的草木在寒冷的西北风中逐渐凋零；只有那金菊凌霜绽放，不负秋光。

立冬即事二首（其一）

元·仇远

细雨生寒未有霜，庭前木叶半青黄。

小春此去无多日，何处梅花一绽香。

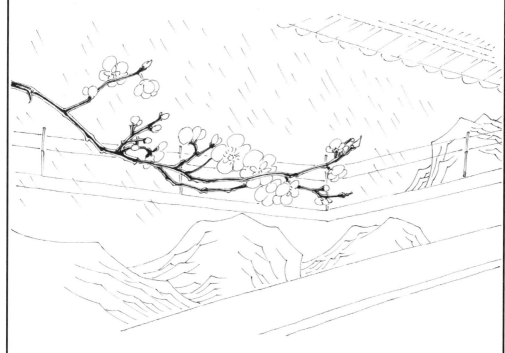

　　绵绵细雨还没有变成霜雪，但也渐生寒意；门前树木的叶子已经半青半黄，距离农历十月的小阳春没有几天了；何处的梅花已经开放，飘来缕缕馨香。

立冬夜舟中作

宋·范成大

人逐年华老，寒随雨意增。山头望樵火，水底见渔灯。

浪影生千叠，沙痕没几棱。峨眉欲还观，须待到晨兴。

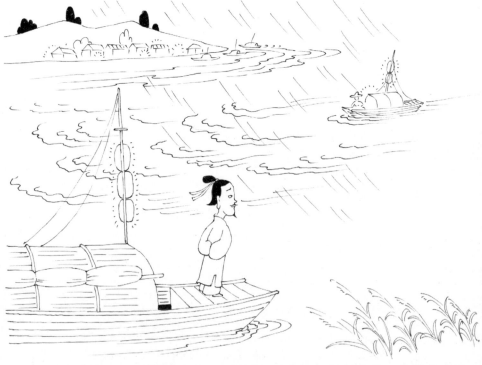

这首诗写在立冬夜晚的船中，描写诗人所见到的夜景，山头有打柴的樵夫点起的篝火，水底映照出渔夫点燃的渔灯，灯影随着波浪晃动仿佛千重。在这寂静的立冬之夜，诗人感怀自己已步入老年。

天气

气温下降，万物开始潜藏

　　立冬作为冬季的第一个节气，太阳到达黄经225度时开始。立冬这一节气到来，阳气潜藏，阴气盛极，草木凋零，蛰虫伏藏，万物活动趋向休止，进入冬眠状态。

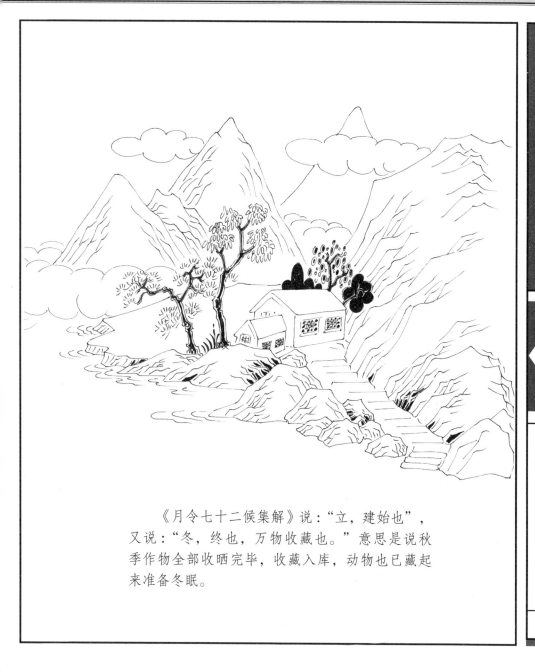

　　《月令七十二候集解》说："立，建始也"，又说："冬，终也，万物收藏也。"意思是说秋季作物全部收晒完毕，收藏入库，动物也已藏起来准备冬眠。

寒潮突袭骤降，但气温还不太低

立冬之后，冷空气经常造访。寒潮突袭，气温骤降时有发生。而人们行动开始变得笨拙，身体也显得僵硬一些，同时，人体的代谢功能也减慢了。

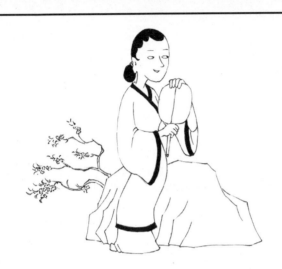

虽然此时节北半球获得的太阳辐射量越来越少，但由于此时地表夏秋储存的热量还有一定的剩余，所以一般还不太冷。晴朗无风之时，常有温暖舒适的"小阳春"天气，十分宜人。

但是，此时北方冷空气已具有较强的势力，常频频南侵，有时形成大风、降温并伴有雨雪的寒潮天气。

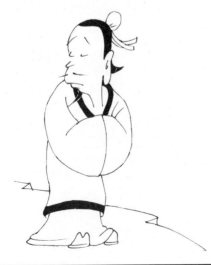

立冬之后，气候逐渐寒冷，人体各器官系统的保护性也逐渐减弱，肌肉、肌腱、韧带的弹力和伸展性都有所降低，同时由于空气中的湿度较小，易使人身体发僵，不易舒展。

农时

割禾收菜备来年

立冬是一个收获的节令。比如说："立冬三日割迟禾""立冬出萝卜，小雪收白菜"。但是，按传统农业的安排，立冬已到了农闲季节。

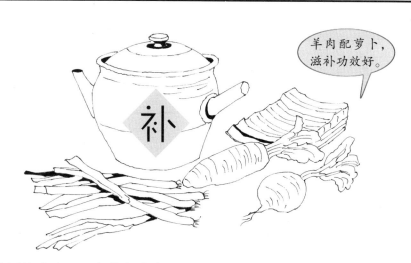

> 羊肉配萝卜，滋补功效好。

我国民谚有"立冬萝卜赛参汤，不劳医生开药方"之说，这个时节多吃萝卜，可以润肺止咳，对肺部健康颇有好处。尤其进入冬令的萝卜，脆嫩爽口，能促进胃液分泌，调理胃肠机能，对消化很有好处。

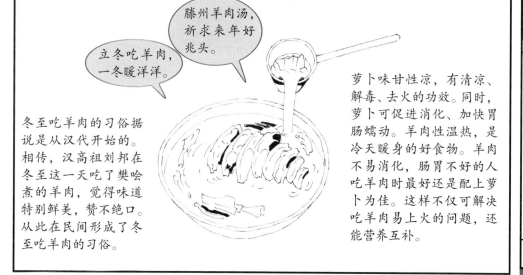

> 滕州羊肉汤，祈求来年好兆头。

> 立冬吃羊肉，一冬暖洋洋。

冬至吃羊肉的习俗据说是从汉代开始的。相传，汉高祖刘邦在冬至这一天吃了樊哙煮的羊肉，觉得味道特别鲜美，赞不绝口。从此在民间形成了冬至吃羊肉的习俗。

萝卜味甘性凉，有清凉、解毒、去火的功效。同时，萝卜可促进消化、加快胃肠蠕动。羊肉性温热，是冷天暖身的好食物。羊肉不易消化，肠胃不好的人吃羊肉时最好还是配上萝卜为佳。这样不仅可解决吃羊肉易上火的问题，还能营养互补。

立冬主要风俗

补冬

　　按照中国人的习惯，冬天是对身体"进补"的大好时节，俗称"补冬"。在中医认为是冬至这天进补身体最容易吸收，而且天冷不容易上火。冬至是天地阴阳气交枢纽，也是人体阴阳气交的相关时刻，所以冬令进补常选择于冬至日开始，药性宜偏于温热养阳，但应以温而不散、热而不燥为主。

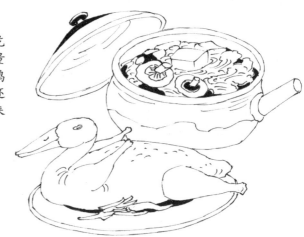

　　在南方，人们会吃些滋阴补阳，热量较高的食物，如鸡鸭鱼肉等，有的还会和中药一起煮来增加药补的功效。

　　在立冬之日进补，是为了适应气候季节性的变化，调整身体素质，增强体质以抵御寒冬。在中国民间一般有吃汤圆、吃豆腐、包饺子、喝羊肉汤等不同习惯。

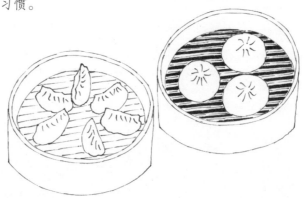

　　旧时就有补冬的风气，劳动了一年的人们，利用立冬这一天要休息一下，顺便犒赏一家人一年来的辛苦。有句谚语"立冬补冬，补嘴空"就是最好的比喻。

天子出郊迎冬

　　立冬与立春、立夏、立秋合称四立，在古代社会中是个重要的节日。古时此日，天子有出郊迎冬之礼，并有赐群臣冬衣、矜恤孤寡之制。

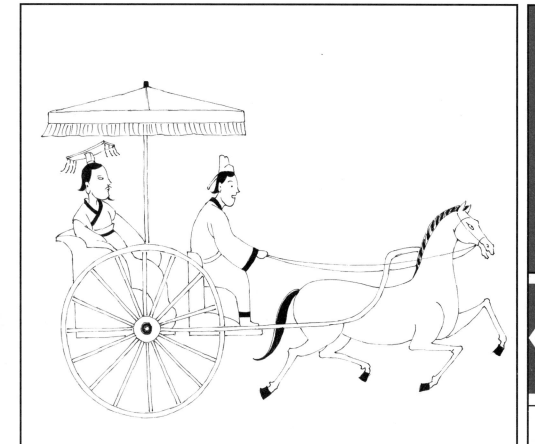

　　立冬之前三天，太史令就要觐见天子禀告立冬的具体日子等详细事宜，天子斋戒沐浴后，于立冬这天率领王公大臣到北郊迎冬。迎冬返回后，对为国捐躯的将士及其家小进行表彰抚恤，兼有鼓励民众抵御外敌入侵之意。

吃饺子

　　饺子是来源于"交子之时"的说法。我国以农立国，很重视二十四节气，"节"者，草木新的生长点也。秋收冬藏，这一天，改善一下生活，就选择了"好吃不过饺子"。

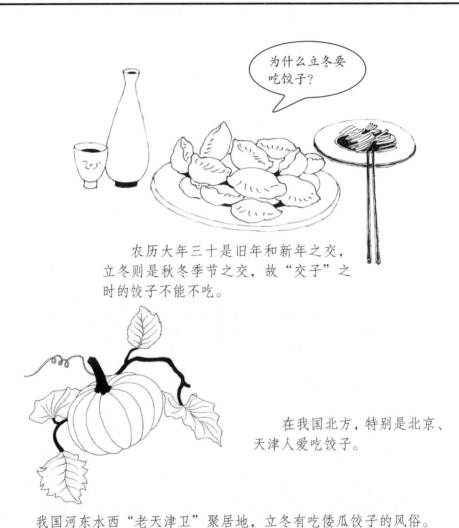

为什么立冬要吃饺子？

农历大年三十是旧年和新年之交，立冬则是秋冬季节之交，故"交子"之时的饺子不能不吃。

在我国北方，特别是北京、天津人爱吃饺子。

　　我国河东水西"老天津卫"聚居地，立冬有吃倭瓜饺子的风俗。倭瓜又称窝瓜、番瓜、饭瓜和北瓜，是北方一种常见的蔬菜。一般倭瓜是在夏天买的，存放在小屋里或窗台上，经过长时间糖化，在冬至这天做成饺子馅，味道既同大白菜有异，也与夏天的倭瓜馅不同，还要蘸醋加蒜吃，别有一番滋味。

图解百姓天天养生丛书

健康顺时生活立冬小雪大雪篇

饺子的原名叫"娇耳"。在我国民间至今还流传着张仲景的"祛寒娇耳汤"的故事。"立冬不端饺子碗，冻掉耳朵没人管"，立冬意味着冬天的到来，天凉了，耳朵暴露在外边很易被冻伤，因此，吃点像耳朵的饺子，补补耳朵。

相传医圣张仲景在长沙时，曾经看见白河两岸的乡亲们在大冬天衣不遮体，有不少人耳朵都被冻烂了。于是张仲景马上召集他的弟子们在南阳关搭起医棚，开始制作"祛寒娇耳汤"。

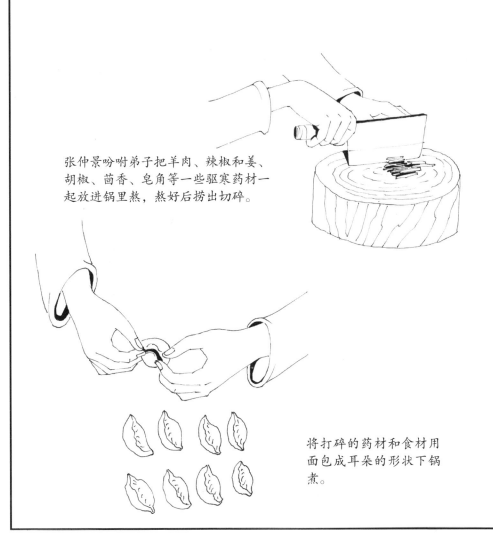

张仲景吩咐弟子把羊肉、辣椒和姜、胡椒、茴香、皂角等一些驱寒药材一起放进锅里熬，熬好后捞出切碎。

将打碎的药材和食材用面包成耳朵的形状下锅煮。

所以立冬吃饺子老人们也称"安耳朵"，更有"立冬不端饺子碗，冻掉耳朵没人管"的说法。

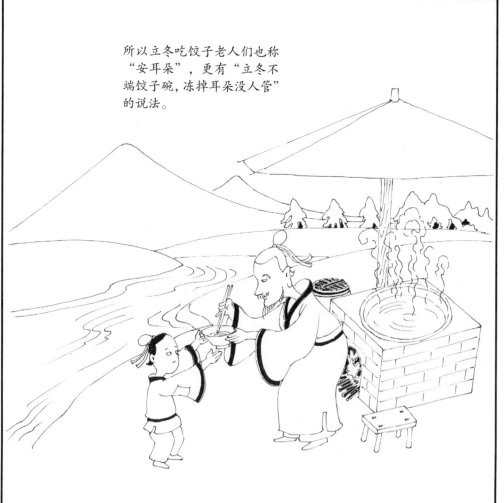

人们喝了祛寒汤，吃了娇耳后，觉得双耳发热全身暖烘烘的。不到半个月耳朵就全好了。后来，人们便把这种食物称为"饺子"，还认为冬至这天吃了饺子整个冬天都不会受冻。

贺冬

民间对冬至的重视更多表现为带有喜庆色彩。所以称之为"贺冬""拜冬"。相传，在汉代就有贺冬的习俗。据东汉崔定《四民月令》记载："冬至之日进酒肴，贺谒君师耆老，一如正日。"意思是说：冬至这天，家家户户准备酒席，并拜见长辈师友，和其他重要节日一样。

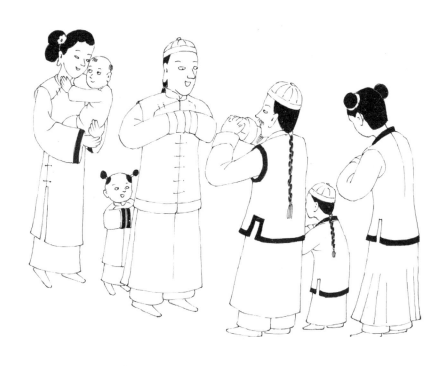

宋代，每逢冬至日，人们就像过年过节一样，穿新衣，互相走亲访友，庆贺节日。

清代，民间贺冬的习俗更隆重。不论普通百姓，还是达官贵人，都要身着节日盛装，相见时作揖相拜。

拜师

冬季里，好多村庄都举行拜师活动，是学生拜望老师的季节。入冬后城镇乡村学校的学董（学校管理人员），领上家长和学生，端上方盘（盘中放四碟菜、一壶酒、一只酒杯），提着果品和点心到学校去慰问老师，叫作"拜师"。

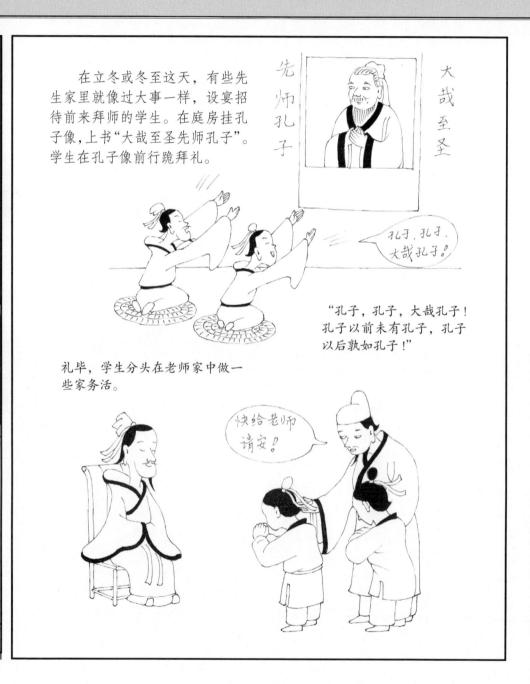

在立冬或冬至这天，有些先生家里就像过大事一样，设宴招待前来拜师的学生。在庭房挂孔子像，上书"大哉至圣先师孔子"。学生在孔子像前行跪拜礼。

先师孔子

大哉至圣

孔子，孔子，大哉孔子！

"孔子，孔子，大哉孔子！孔子以前未有孔子，孔子以后孰如孔子！"

礼毕，学生分头在老师家中做一些家务活。

快给老师请安！

图解百姓天天养生丛书

健康顺时生活立冬小雪大雪篇

祭祖祭天，庆丰收

　　旧时，立冬这天，人们还要举行祭祖祭天的活动。即便再忙的农人也要在家休息一天，杀鸡宰羊，准备时令佳品，祭祖祭天，而祭祀仪式后的酒食也可让辛苦一年的农人好好犒赏一下自己。

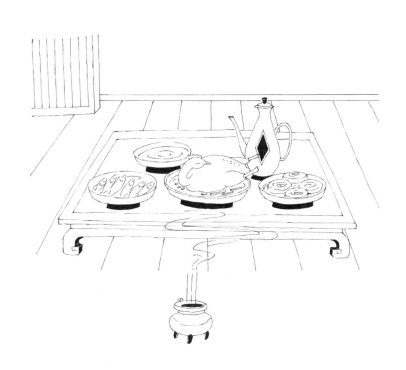

　　祭祀祖先，以尽为人子孙的义务和责任。

　　祭祀苍天，感谢上天恩赐的丰年，并祈求上天赐给来岁风调雨顺。

立冬养生大攻略

冬三月，此谓闭藏

立冬时节，三点保藏要记牢

冬季进补专家答疑

立冬补身，南北进补大不同

老年人养阳护阳，预防突发疾病

老年运动应遵循"四项基本原则"

肺虚咳喘闹不停，辨证治疗最见效

寒为冬令主气，警惕寒邪致病

冬三月，此谓闭藏

立冬过后，天寒地冻、万物凋零，自然界的许多动物都纷纷回归巢穴，进入"蛰伏"的冬眠状态。从万物生生不息的角度来讲，这种"闭藏"意味着为来年积蓄能量，顺应自然界闭藏之规律，人体也应在冬天做好"精"的固守，为来年春天生发储藏身体能量。

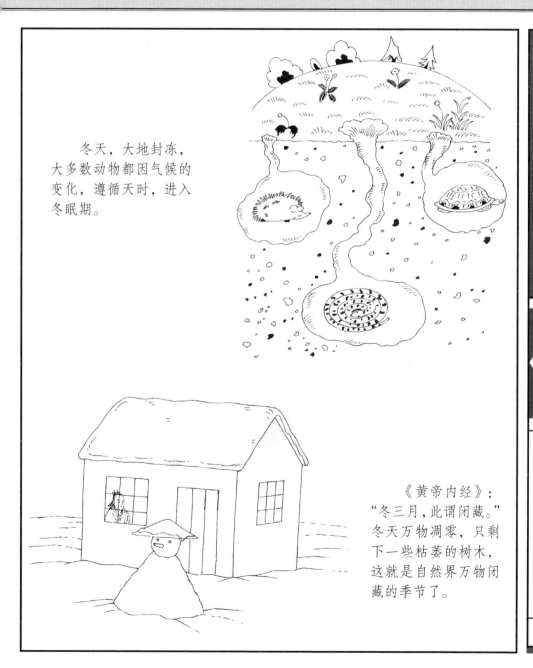

冬天，大地封冻，大多数动物都因气候的变化，遵循天时，进入冬眠期。

《黄帝内经》："冬三月，此谓闭藏。"冬天万物凋零，只剩下一些枯萎的树木，这就是自然界万物闭藏的季节了。

冬三月，藏好"精、气、神"

我们说冬天人要闭藏，但是如果藏不住，就会出现开放和泄露，导致人体流失精气神，所以冬天要补身体，补漏洞。人身有三宝，精、气、神。养精蓄锐、吝精惜神的人，会健康长寿。而漏精、漏气、漏神的人，生命的质量就不高。

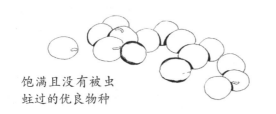
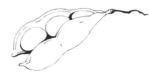

饱满且没有被虫蛀过的优良物种

"精"字就是指挑选过的种子，挑选的目的是为了生长出好的后代，所以后来"精"字特指能繁育生命的物质。

"精"字，一边是表示谷物的米字旁，一边是表示生长的青字旁，意思是能够生长的种子。

对于人类来说，能够生育后代的物同样叫精，所以我们把男、女性的生殖物质都称为生殖之精。

精

精能化气　　　　精能养神
气能助精　　　　神能固精

气　　　　　　　神

神为气现
气能生神

精气神三者是有机联系、相辅相成的，精足了气就旺，气旺了神也就旺了。养生的目的其实就是要达到精满、气足、神旺的境界！

精是什么

《黄帝内经·素问》中说："人始生，先成精，精成而脑髓生。"

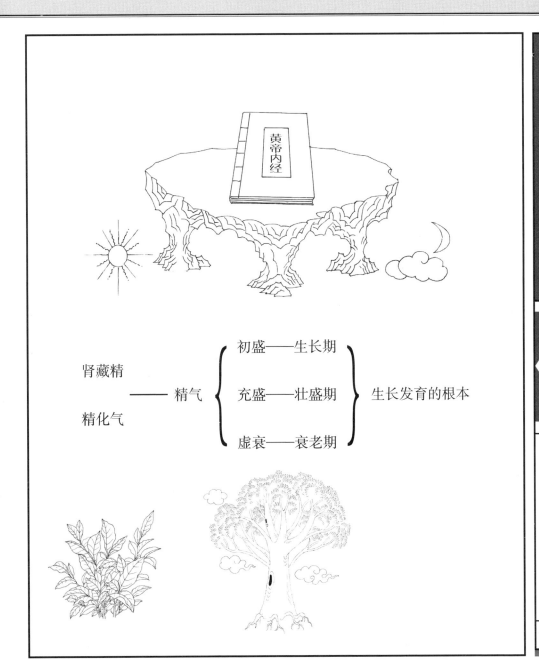

肾藏精

精化气 —— 精气

初盛——生长期

充盛——壮盛期 } 生长发育的根本

虚衰——衰老期

冬不藏精，春必病温

《黄帝内经》中说："冬不藏精，春必病温。"明确指出，人若不知冬季养藏之道，冬令依然精液频泄，那么身体必然日趋虚弱。

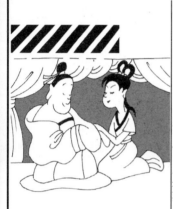

损伤肾精最直接的方式——过淫

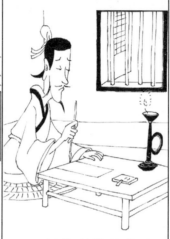

损伤肾精最快速的方式——熬夜

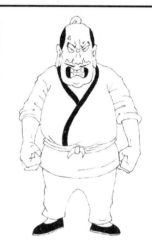

损伤肾精最剧烈的方式——真动怒

以上三种生活方式只要占了一条，肾气就会大幅度降低，还会伤及其他脏腑，影响身体健康。所以，《黄帝内经》提出了"冬养肾"的养生之道。

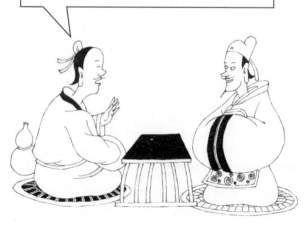

何为气

　　气是构成世界物质的本源，人体的气充斥于全身无处不在，按分布及特点不同，可分为元气、宗气、营气、卫气、中气等五气，这些统称阳气。

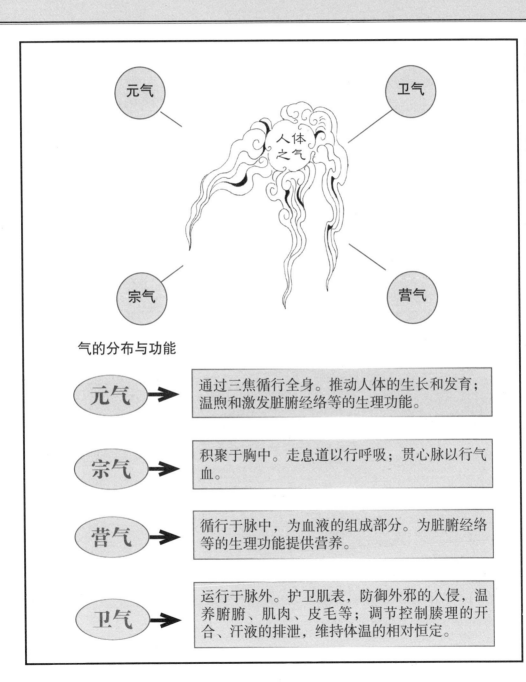

气的分布与功能

元气 ➡ 通过三焦循行全身。推动人体的生长和发育；温煦和激发脏腑经络等的生理功能。

宗气 ➡ 积聚于胸中。走息道以行呼吸；贯心脉以行气血。

营气 ➡ 循行于脉中，为血液的组成部分。为脏腑经络等的生理功能提供营养。

卫气 ➡ 运行于脉外。护卫肌表，防御外邪的入侵，温养腑腑、肌肉、皮毛等；调节控制腠理的开合、汗液的排泄，维持体温的相对恒定。

养护阳气是养生治病之本

《黄帝内经》中讲，"阳化气，阴成形。"阳化成身体所需的能量，阴形成看得见摸得着的身体。如果身体没有了阳气，就成了一副空的躯壳，就会死亡。所以，养护阳气是养生治病之本。

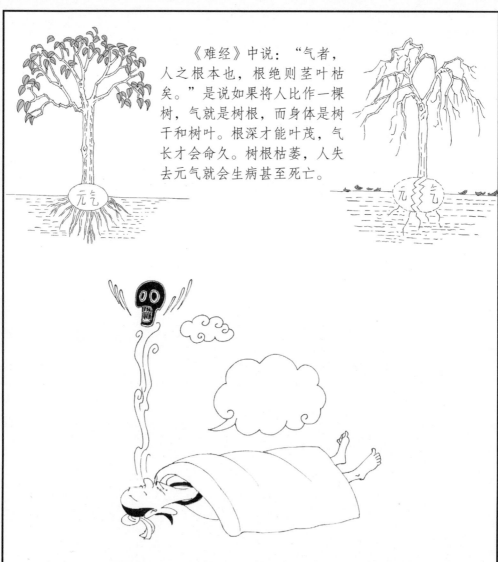

《难经》中说："气者，人之根本也，根绝则茎叶枯矣。"是说如果将人比作一棵树，气就是树根，而身体是树干和树叶。根深才能叶茂，气长才会命久。树根枯萎，人失去元气就会生病甚至死亡。

元气

元气

古人云：有形之躯壳，皆是一团死机，全赖这一团真气运用于中，而死机遂成生机；人身立命就是一个火字，真气命根也，火种也，人活一口气，即此真气也。阳气就是真气，储藏在肾里，也就是我们所说的元气。

冬季养生，贵在藏阳

《黄帝内经》中说，"阳气"是世上最好的医生。正如中医有句名言所说："阳气不到就是病。"因此，阳气是人身上最好的治病良药，养生治病首先要扶阳。

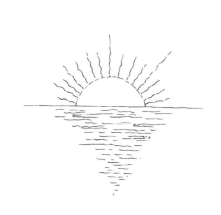

阳气来源于自然界的阳气。

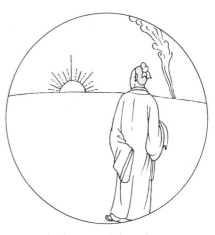

阳气来源于呼出之气。

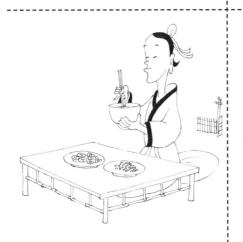

阳气来源于脾胃运化而来的水谷之气。

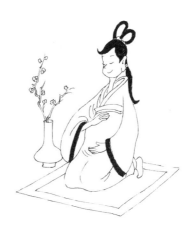

阳气来源于父母的先天之气。

阳气对于人体来说至关重要，就像自然界必须要有太阳一样。有了阳气，身体各部位才能正常运行，并祛除湿邪，保证身体健康。

收藏阳气

收藏阳气，要做到生活规律、避寒保暖。《黄帝内经·素问·四气调神大论》载："冬三月，早卧晚起，必待日光。"

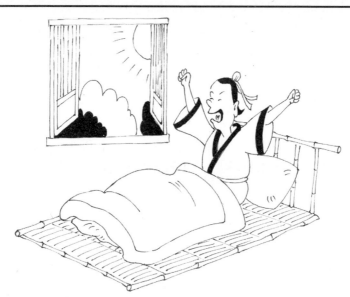

冬天要早睡晚起，起床的时间最好在太阳出来后为宜。寒冷的冬季，应该保证充足的睡眠时间，早睡晚起有利于人体阳气的潜藏和阴精的积蓄，以达到"阴平阳秘，精神乃治"的健康状态。

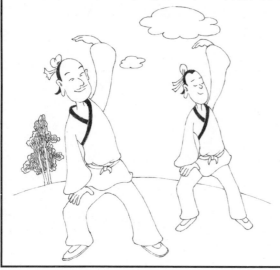

适当运动。"冬天动一动，少闹一场病；冬天懒一懒，多喝药一碗。"特别要注意的是晨练不要太早，有太阳的天气，等阳光出来再去晨练也不迟。太极拳、养生气功、慢跑等都是很好的运动。

冬季养生，别伤阳损阳

《黄帝内经》说："阳气者，若天与日，失其所，则折寿而不彰。"所以，养护阳气是养生治病之本。阳气既然这么重要，就让我们来了解阳气有怎样的脾性？又是怎样被损耗掉的？

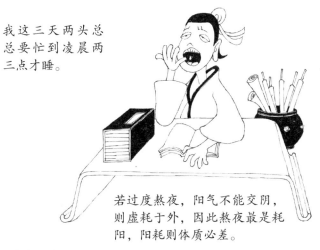

我这三天两头总总要忙到凌晨两三点才睡。

不管睡多长时间，每天醒来人总是很困倦。

若过度熬夜，阳气不能交阴，则虚耗于外，因此熬夜最是耗阳，阳耗则体质必差。

作息紊乱伤阳气

作息时间与阳气升降出入规律相违背，体内阳气就消耗得快，而阳气不足，人就没精神，即使每天睡到快中午才起床，还是会感到疲倦困乏。

剧烈运动、过度劳累也会加速阳气耗损

人体内的阳气处于一种动态的状态，但当人进行剧烈运动时，阳气就会向外发散。有些患者，每当劳累时就会发烧。专家认为这些患者属于内伤发热。《黄帝内经》中说"阳气者，烦劳则张"，张即腾跃的意思。

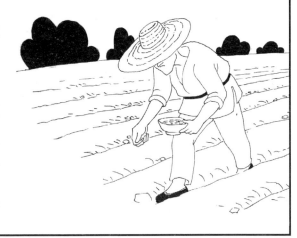

阳气不足对身体的危害

中医认为：阳化气，阴成形。若阳气不足，则气化不利，痰浊水饮等阴邪就会凝滞，滞塞不通，即变成囊肿、增生、肿块等阴性病理产物，且往往发生在机体阳气最虚的地方，若胞宫阳虚则成子宫肌瘤；卵巢阳虚则成囊肿等。其正确治法是扶阳以化气，通阳以排浊。

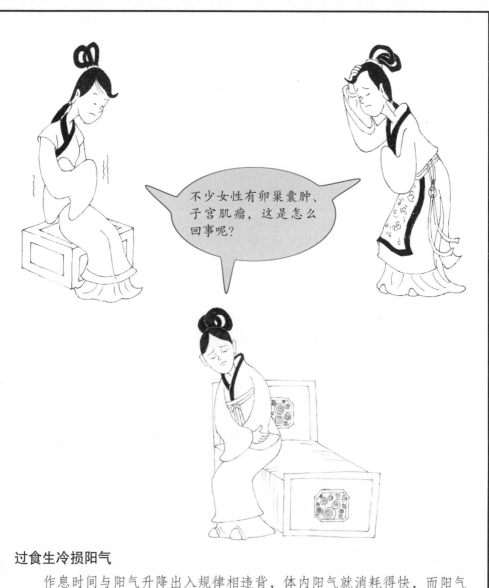

不少女性有卵巢囊肿、子宫肌瘤，这是怎么回事呢？

过食生冷损阳气

作息时间与阳气升降出入规律相违背，体内阳气就消耗得快，而阳气不足，人就没精神，即使每天睡到快中午才起床，还是会感到疲倦困乏。

艾灸补阳，通阳排浊

《扁鹊心书》讲："保命之法，灼艾第一，丹药第二，附子第三"，可见，回阳保命，救绝续命，首选当属艾灸之法。

为什么艾灸法能补阳气呢

艾炷连续燃烧，使温热之气由肌表透达经络，经由经络和脏腑相互联系、络属关系，而通达五脏六腑，十二经脉，循环全身。

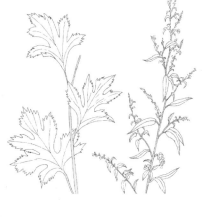

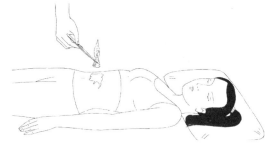

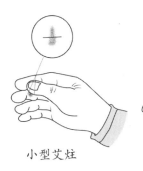

小型艾炷

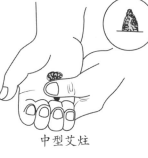

中型艾炷

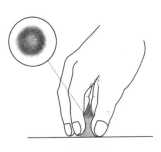

大型艾炷

艾炷与艾条制作方法

将适量艾绒置于平底磁盘内，用示指、中指、拇指捏成圆柱状即为艾炷。艾绒捏压越实越好，根据需要，艾炷可制成半截橄榄大、半截枣核大、麦粒大3种，称为大、中、小艾炷。

艾灸补阳，多以会阴、长强、腰阳关、关元为灸之主穴。此四穴，皆为任督二脉之腧穴。

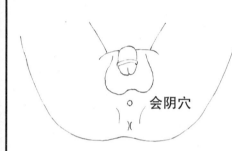

会阴穴：阴经脉气交会之所

经常艾灸会阴穴，可以缓解前列腺炎、前列腺增生等问题，还对痔疮、便血、便秘以及部分妇科疾病有一定的辅助治疗作用。

长强穴：阳气生发的起点

长强位于尾骨端与肛门连线的中点，是督脉的起始穴。古人对这个穴位的形容是："循环无端之谓长，健行不息之谓强。"就是说长强穴是保证人体气血循环的第一要穴。

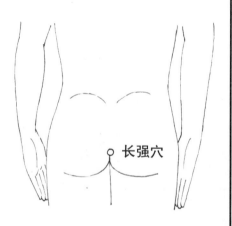

艾灸会阴穴和长强穴，通过专用的坐灸仪，对人体的会阴穴及长强穴进行温灸，可调节体内阴阳气血的平衡，促进阴阳气的交接与循环，对生殖功能有独特的作用。

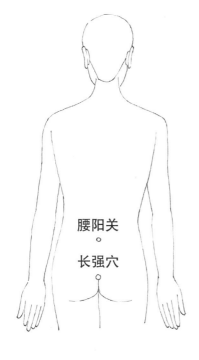

腰阳关 ○

长强穴

腰阳关：阴阳相交之点

　　要想温补阳气，有个位置很重要，那就是阴阳交汇点。这个点相当于阳气通行的"关口"，很多人冬天感到后背发凉，很大一个原因就是阴阳交会处的经络不通，使得阳气无法上行。

　　艾灸腰阳关，就像打通了关口，使阳气畅通无阻，畏寒的问题就迎刃而解了。

生命之门，与肚脐正对；
温补养肾，激发阳气。

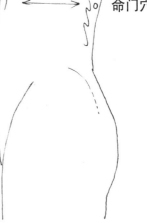

肚脐　　　　　　　　命门穴

命门穴：肾阳藏身之地

　　肾是先天之本、阳脉之根，肾阳就是在命门穴中。

　　俗话说"傻小子睡凉炕，全凭火力壮"，这里所说的火力，就是命门所藏真火，称之为命门火。

补阳剂

补阳剂，适用于阳虚证。症见面色苍白，形寒肢冷，腰膝酸痛，下肢软弱无力，小便不利，或小便频数，尿后余沥，少腹拘急，男子阳痿早泄，女子宫寒不孕，舌淡苔白，脉沉细，尺部尤甚等。代表方如肾气丸、右归丸。

肾气丸为补肾助阳的常用方。本方多用于腰痛脚软，小便不利或反多，舌淡而胖，脉虚弱而尺部沉细者。

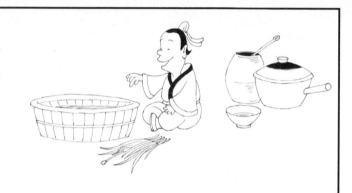

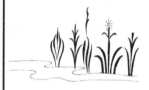

肾气丸

《金匮要略》

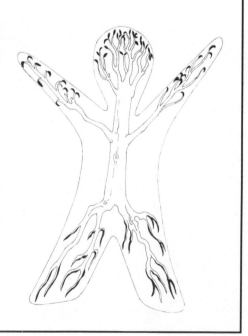

【组成】干地黄八两（24克）；薯蓣、山茱萸各四两（各12克）；泽泻、茯苓、牡丹皮各三两（各9克）；桂枝一两（3克）；附子炮一两（3克）。

【功用】补肾助阳。

【主治】肾阳不足证。腰痛脚软，身半以下常有冷感，少腹拘急，小便不利，或小便反多，入夜尤甚，阳痿早泄，舌淡而胖，脉虚弱，尺部沉细，以及痰饮，水肿，消渴，脚气，转胞等。

本方配伍特点：一是补阳之中配伍滋阴之品，阴中求阳，使阳有所化；二是少量补阳药与大队滋阴药为伍，旨在微微生火，少火生气。由于本方功用主要在于温补肾气，且作丸内服，故名之"肾气丸"。

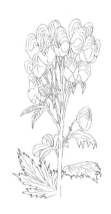

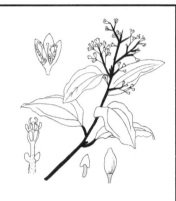

君：附子大辛大热，为温阳诸药之首；桂枝辛甘而温，乃温通阳气要药；二药相合，补肾阳之虚，助气化之复，共为君药。

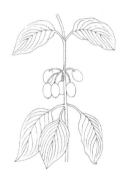

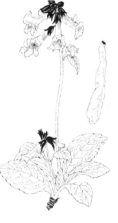

臣：干地黄滋阴补肾；配伍山茱萸、山药补肝脾而益精血。

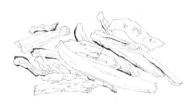

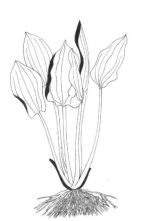

佐：泽泻、茯苓利水渗湿，配桂枝又善温化痰饮；丹皮苦辛而寒，擅入血分，合桂枝则可调血分之滞，三药寓泻于补，俾邪去而补药得力，为制诸阴药可能助湿碍邪之虞。

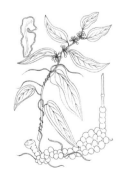

右归丸，温补肾阳，填精益髓，为治肾阳不足，命门火衰的常用方。本方可用于肾病综合征、老年骨质疏松症、精少不育症，以及贫血、白细胞减少症等属肾阳不足者。

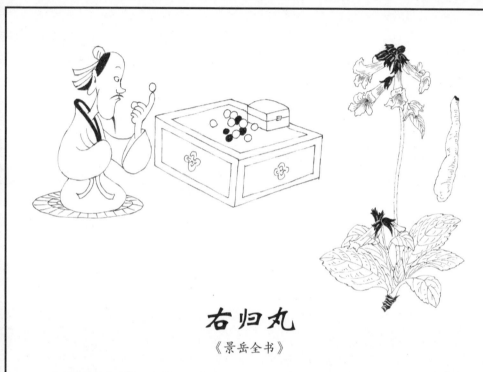

右归丸
《景岳全书》

【组成】熟地黄八两（24克）；山药炒，四两（12克）；山茱萸微炒，三两（9克）；枸杞子微炒，三两（9克）；菟丝子制，四两（12克）；鹿角胶炒珠，四两（12克）；杜仲姜汁炒，四两（12克）；肉桂二两（6克）；当归三两（9克）；制附子二两（6克）。诸药合用，以温肾阳为主而阴阳兼顾，肝脾肾并补，妙在阴中求阳，使元阳得以归原，故名"右归丸"。

【功用】温补肾阳，填精益髓。

【主治】肾阳不足，命门火衰证。年老或久病气衰神疲，畏寒肢冷，腰膝软弱，阳痿遗精，或阳衰无子，或饮食减少，大便不实，或小便自遗，舌淡苔白，脉沉而迟。

补阴剂

左归丸，滋阴补肾，填精益髓，为治疗真阴不足证的常用方。本方常用于老年性痴呆、更年期综合征、老年骨质疏松症、闭经、月经量少等属于肾阴不足，精髓亏虚者。

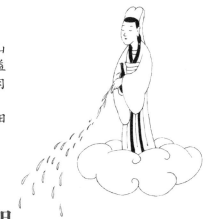

熟地滋肾填精，大补真阴。

山茱萸：养肝滋肾，涩精敛汗；山药：补脾益阴，滋肾固精；枸杞：补肾益精，养肝明目；龟板胶、鹿角胶：为血肉有情之品，峻补精髓，龟板胶偏于补阴，鹿角胶偏于补阳，在补阴之中配伍补阳药，取"阳中求阴"之义，均为臣药。

菟丝子、川牛膝益肝肾，强腰膝，健筋骨，俱为佐药。

滋养肾阴

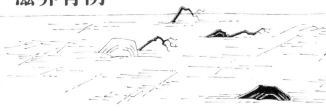

左归丸

《景岳全书》

【组成】大怀熟地八两（24克）；山药炒，四两（12克）；枸杞四两（12克）；山茱萸四两（12克）；川牛膝酒洗蒸熟，三两（9克）；鹿角胶敲碎，炒珠，四两（12克）；龟板胶切碎，炒珠，四两（12克）；菟丝子制，四两（12克）。

【功用】滋阴补肾，填精益髓。

【主治】真阴不足证。头晕目眩，腰酸腿软，遗精滑泄，自汗盗汗，口燥舌干，舌红少苔，脉细。

阴阳双补剂

　　地黄饮子，滋肾阴，补肾阳，开窍化痰，为治疗肾虚喑痱的常用方。本方常用于晚期高血压、脑动脉硬化、卒中后遗症、脊髓炎等慢性疾病过程中出现的阴阳两虚者。

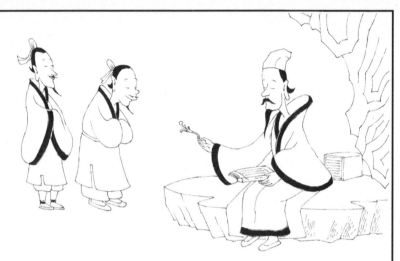

　　肾藏精主骨，下元虚衰，包括肾之阴阳两虚，致使筋骨失养，故见筋骨痿软无力，甚则足废不能用；足少阴肾脉夹舌本，肾虚则精气不能上承，痰浊随虚阳上泛堵塞窍道，故舌强而不能言；阴虚内热，故口干不欲饮，虚阳上浮，故面赤；肾阳亏虚，不能温煦于下，故足冷；脉沉细数是阴阳两虚之象。此类病证常见年老及重病之后，治宜补养下元为主，摄纳浮阳，佐以开窍化痰。

地黄饮子
《圣济总录》

　　【组成】熟干地黄焙（12克）；巴戟天去心，山茱萸炒，石斛去根，肉苁蓉酒浸，切，焙，附子炮裂，去皮脐，五味子炒，官桂去粗皮，白茯苓去黑皮，麦门冬去心，焙，菖蒲、远志去心，各半两（各15克）。

　　【功用】滋肾阴，补肾阳，开窍化痰。

　　【主治】下元虚衰，痰浊上泛之喑痱证。舌强不能言，足废不能用，口干不欲饮，足冷面赤，脉沉细弱。

诸药合用，使下元得以补养，浮阳得以摄纳，水火既济，痰化窍开则"喑痱"可愈。综观全方，标本兼治；阴阳并补，滋阴药与温阳药的药味及用量相当，补阴与补阳并重，上下同治，而以治本治下为主。

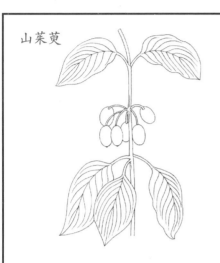

山茱萸

君药——→方用熟地黄、山茱萸滋补肾阴，肉苁蓉、巴戟天温壮肾阳，四味共为君药

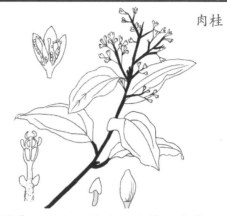

肉桂

臣药——→配伍附子、肉桂之辛热，以助温养下元，摄纳浮阳，引火归原；石斛、麦冬、五味子滋养肺肾，金水相生，壮水以济火，均为臣药

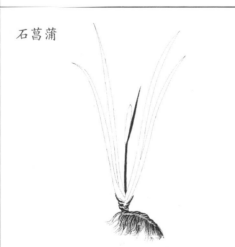

石菖蒲

佐药——→石菖蒲与远志、茯苓合用，是开窍化痰，交通心肾的常用组合，是为佐药

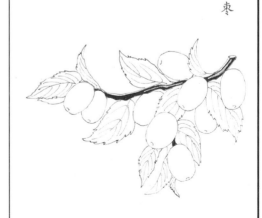

枣

使药——→姜、枣和中调药，功兼佐使

多藏神气

　　心理平衡，宁静为本除了重视保持精神上的安静以外，在神藏于内时还要学会及时调摄不良情绪。

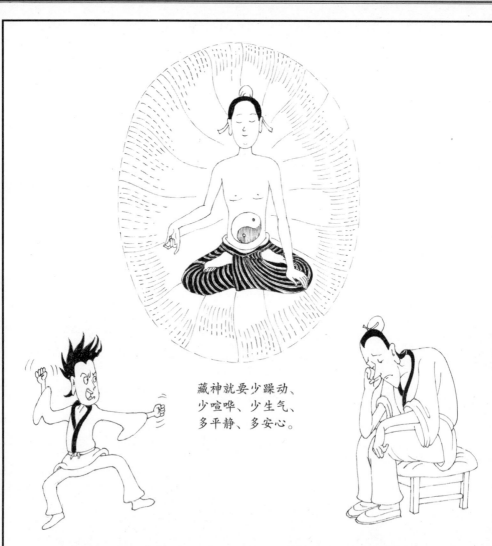

藏神就要少躁动、
少喧哗、少生气、
多平静、多安心。

　　注意情志冬季情志养生的核心是"内敛宁静"。肝主疏泄，肝如果有郁滞，就会生出很多病，所以有气生百病一说。人在冬天，情志上也要潜藏，不要轻易动肝火。一个人抑郁也不行，长期情志不畅就可能导致癌症。上面说的不生气其实就是情志养生的第一步要做到的。

什么是"神"

　　神是指人体的一系列精神意识，思维活动，为心所主。心为人体的最高司令官，神则居其首要地位，心健则神气充足，神气充足则身强，神气涣散则身弱。故《灵枢·邪客》说："心者，五脏六腑之大主也，精神之所舍也。……心伤则神去，神去则死矣。"

　　《寿世传真》：人在出生之前，形体毕具，形具而神生。人始生先成精，精成而脑髓生。人出生之前随形具而生之神，即为元神。元神藏于脑中，为生命的主宰。

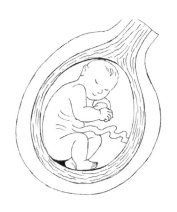

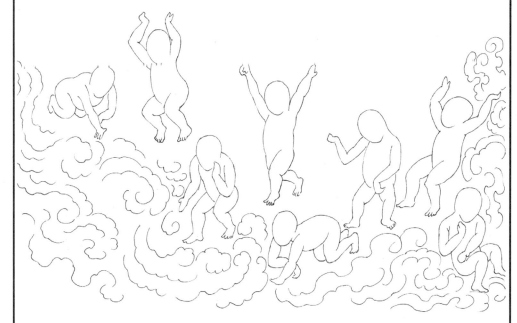

　　在中国传统文化中，元气、元精、元神，称之为"先天之元"。元神来自先天，称先天之神。

头为诸阳之会

　　头为诸阳之会，为清窍所在之处，人体清阳之气皆上出清窍。"头为一身之元首……其所主之脏，则以头之外壳包藏脑髓"（《寓意草·卷一》）。外为头骨，内为脑髓，合之为头。头居人身之高巅，人神之所居，十二经脉三百六十五络之气血皆汇集于头。故称头为诸阳之会。

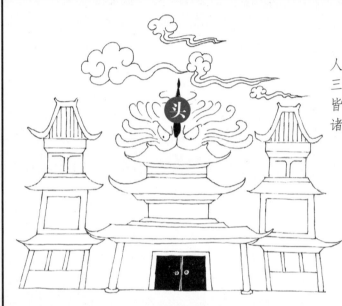

　　头居人身之高巅，人神之所居，十二经脉三百六十五络之气血皆汇集于头。故称头为诸阳之会。

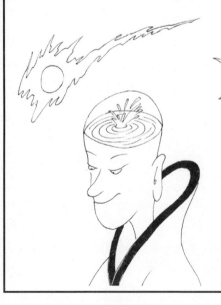

　　"脑为元神之府"，是生命的枢机，主宰人体的生命活动。脑，又名髓海、头髓。在气功学上，脑又称泥丸、昆仑、天谷。脑深藏于头部，位于人体最上部，其外为头面，内为脑髓，是精髓和神明高度汇集之处，为元神之府。

脑与心，主司人的精神活动

　　精神活动虽由脑与心主司，但尚有"五神脏"之说，即精神活动分由五脏主司。如《素问·宣明五气》说："心藏神，肺藏魄，肝藏魂，脾藏意，肾藏志。"神虽分藏于五脏，但总由脑所主的元神和心所主的识神来调节和控制。

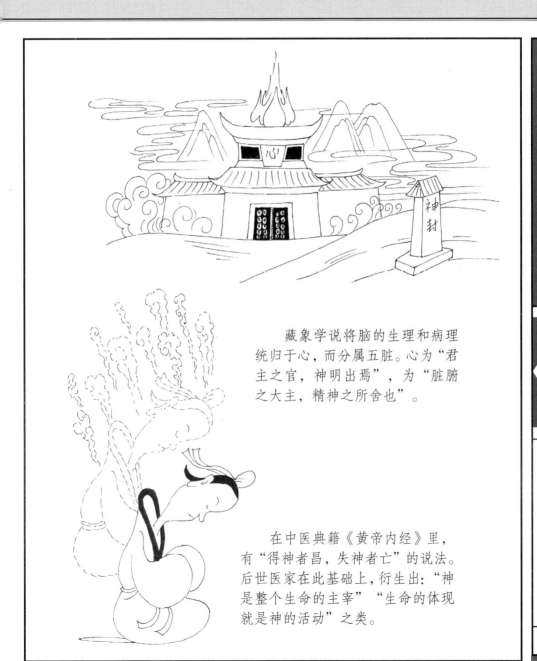

　　藏象学说将脑的生理和病理统归于心，而分属五脏。心为"君主之官，神明出焉"，为"脏腑之大主，精神之所舍也"。

　　在中医典籍《黄帝内经》里，有"得神者昌，失神者亡"的说法。后世医家在此基础上，衍生出："神是整个生命的主宰""生命的体现就是神的活动"之类。

主精神意识

　　人的精神活动，包括思维意识和情志活动等，都是客观外界事物反映于脑的结果。思维意识是精神活动的高级形式，是"任物"的结果。

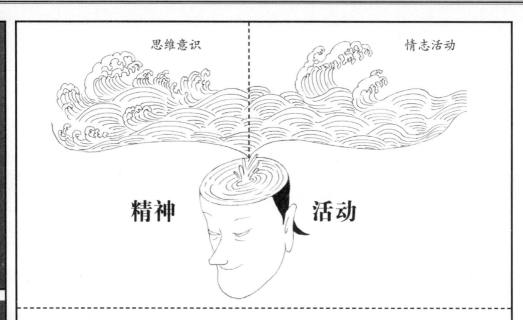

思维意识　　　情志活动

精神　　活动

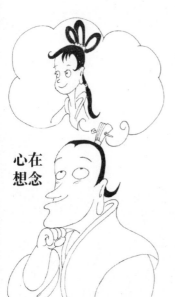

心在想念

《灵枢·本神》表明"所以任物者谓之心"，心是思维的主要器官，同时《医林改错》也表明"灵性记忆不在心而在脑"。

脑具有精神、意识、思维功能，为精神、意识、思维活动的枢纽，"为一身之宗，百神之会"（《修真十书》）。

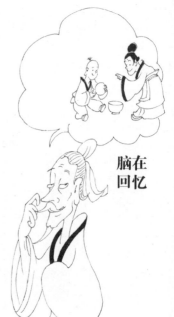

脑在回忆

正常情况下，"神"无处不在，却又并不为我们自己所感知。它"指挥着"我们所有的生命活动。如果我们并不能注意到"神"的变化，一般它就是正常存在的。

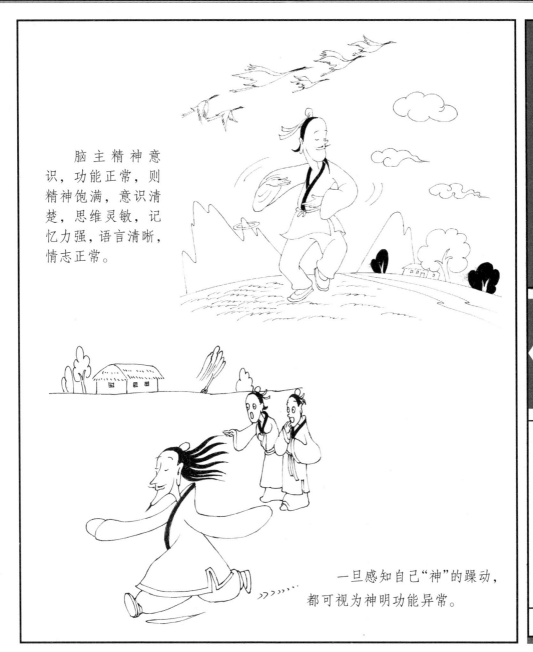

脑主精神意识，功能正常，则精神饱满，意识清楚，思维灵敏，记忆力强，语言清晰，情志正常。

一旦感知自己"神"的躁动，都可视为神明功能异常。

主感觉运动

　　眼耳口鼻舌为五脏外窍，皆位于头面，与脑相通。人的视、听、言、动等，皆与脑有密切关系。"五官居于身上，为知觉之具，耳目口鼻聚于首，最显最高，便于接物。耳目口鼻之所导人，最近于脑，必以脑先受其象而觉之，而寄之，而存之也。"（《医学原始》）

脑实则神全

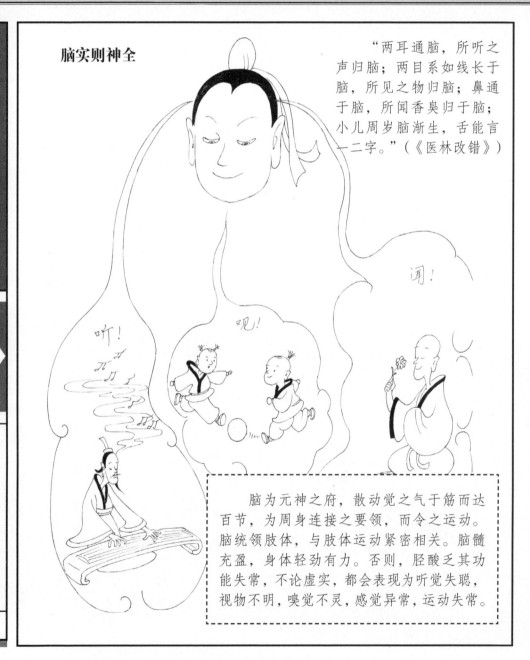

"两耳通脑，所听之声归脑；两目系如线长于脑，所见之物归脑；鼻通于脑，所闻香臭归于脑；小儿周岁脑渐生，舌能言一二字。"（《医林改错》）

　　脑为元神之府，散动觉之气于筋而达百节，为周身连接之要领，而令之运动。脑统领肢体，与肢体运动紧密相关。脑髓充盈，身体轻劲有力。否则，胫酸乏其功能失常，不论虚实，都会表现为听觉失聪，视物不明，嗅觉不灵，感觉异常，运动失常。

如何养神

　　人有三宝"精气神"，精和气两者，我们的调理都有"补益"的方法。而对于"神"，是无法直接补其不足的，唯有"养"之一途。正如中医学所说养神，动养形、静养神。可见，神的存在，以安宁与祥和为本。

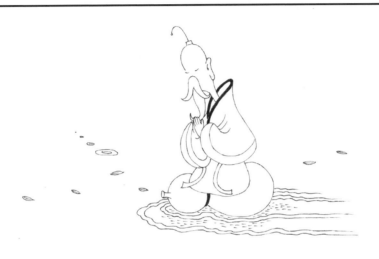

　　静坐吐纳以养神：养神之时，首先就是要防止它的"躁动"。最简便的方法，就是静坐吐纳、闭目养神。看上去似乎什么也没做。其实，正是以外界的"静"来濡养内心之"神"。

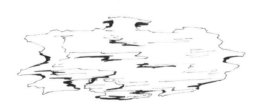

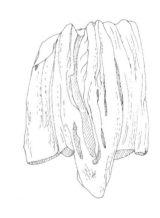

　　《本草纲目》记载，沉香温而不燥，行而不泄，扶脾而运行不倦，有降气之功，无破气之害，诚为良品。

　　沉香促静：沉香是一种辛香而温的中药材，也是传统的香料。焚烧时散发出淡淡的幽香，具有宁心养神之功。好的沉香，放在水中不会浮出水面，而是半浮半沉在水下。浮为阳沉为阴，沉香之能养神，也可以由此取意。

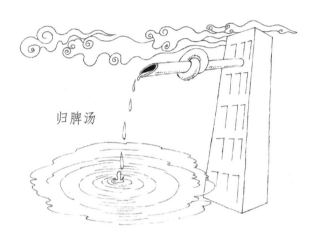

归脾汤

养血以安神：因为神的本质还是一种无形之气，它自己不能单独存在，对于身体来说，是寄养于营血之中的。所以，适当地养血，也是安神养神的一种方法。比如血虚而致的神不守舍，归脾汤的调理就取意于此。

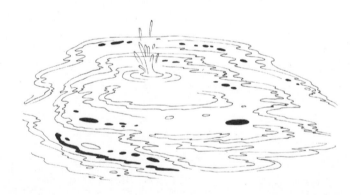

滋水以定神：中医对于阴阳的阐述，有"阳在外阴之使"的说法。机体的神想要平静祥和，必然需要"水"的涵养。这个水来源于哪里？就是肾中玄阴。所以，比如六味地黄丸，也有一定的滋水定神之用。其因无他，大致就是水火既济的道理。

滋养安神剂

酸枣仁汤，养血安神，清热除烦，是治心肝血虚而致虚烦失眠之常用方。本方常用于神经衰弱、心脏神经官能症、更年期综合征等属于心肝血虚，虚热内扰者。

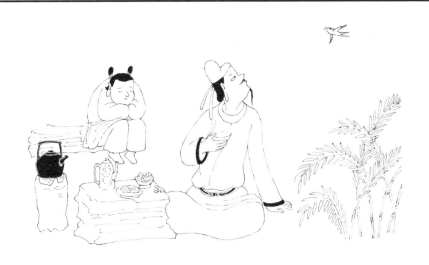

滋养安神剂，适用于阴血不足，心神失养证。症见虚烦不眠，心悸怔忡，健忘多梦，舌红少苔等。常以滋养安神药如酸枣仁、柏子仁、五味子、茯神、远志、小麦等为主，配伍滋阴养血药如生地、当归、麦冬、玄参等组方。代表方如天王补心丹、酸枣仁汤。

酸枣仁汤

《金匮要略》

【组成】酸枣仁炒，二升（15克）；甘草一两（3克）；知母二两（6克）；茯苓二两（6克）；川芎二两（6克）。

【功用】养血安神，清热除烦。

【主治】肝血不足，虚热内扰证。虚烦失眠，心悸不安，头目眩晕，咽干口燥，舌红，脉弦细。

酸枣仁汤主证病机分析：本方证皆由肝血不足，阴虚内热而致。肝藏血，血舍魂；心藏神，血养心。肝血不足，则魂不守舍；心失所养，加之阴虚生内热，虚热内扰，故虚烦失眠、心悸不安。血虚无以荣润于上，每多伴见头目眩晕、咽干口燥。舌红，脉弦细乃血虚肝旺之征。治宜养血以安神，清热以除烦。

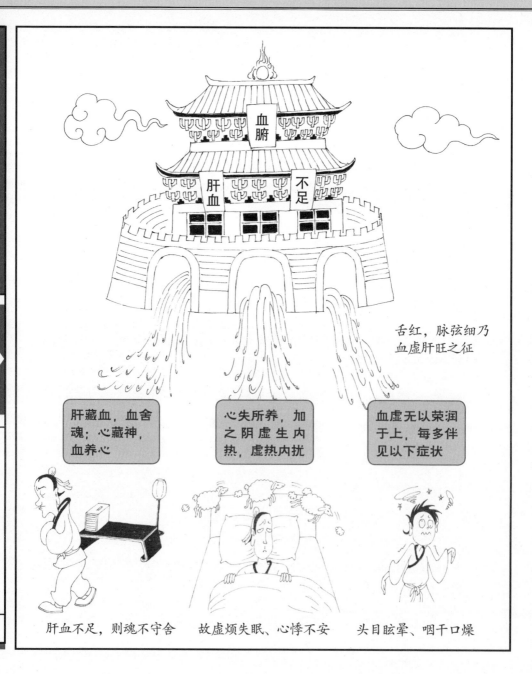

血腑

肝血　不足

舌红，脉弦细乃
血虚肝旺之征

肝藏血，血舍魂；心藏神，血养心

心失所养，加之阴虚生内热，虚热内扰

血虚无以荣润于上，每多伴见以下症状

肝血不足，则魂不守舍　故虚烦失眠、心悸不安　头目眩晕、咽干口燥

诸药相伍，标本兼治，养中兼清，补中有行，共奏养血安神、清热除烦之效。

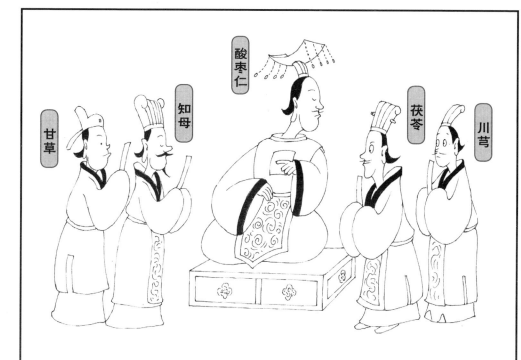

君 　　方中重用酸枣仁为君，以其甘酸质润，入心、肝之经，养血补肝，宁心安神。

臣 　　茯苓宁心安神；知母苦寒质润，滋阴润燥，清热除烦，共为臣药。与君药相伍，以助安神除烦之功。

佐 　　佐以川芎之辛散，调肝血而疏肝气，与大量之酸枣仁相伍，辛散与酸收并用，补血与行血结合，具有养血调肝之妙。

使 　　甘草和中缓急，调和诸药为使。

立冬时节，三点保藏要记牢

　　随着年龄的增长，特别是到了中老年期，血管的弹性开始逐渐变硬变脆。血管内膜变得粗糙，接踵而来的是心脑血管疾病的发生增多。因此，保持血管弹性是预防心脑血管疾病发生的基础，也是健康长寿的重要标志之一。

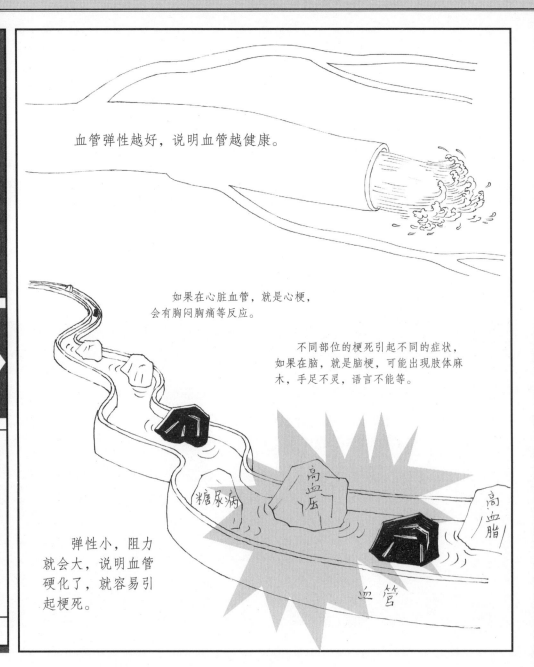

血管弹性越好，说明血管越健康。

如果在心脏血管，就是心梗，会有胸闷胸痛等反应。

不同部位的梗死引起不同的症状，如果在脑，就是脑梗，可能出现肢体麻木，手足不灵，语言不能等。

弹性小，阻力就会大，说明血管硬化了，就容易引起梗死。

糖尿病

高血压

高血脂

血管

"保藏"好血管弹性

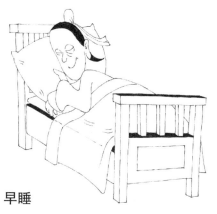

早睡

中医认为早睡有利于滋养五脏，极大程度减少心脑血管疾病的发病。夜晚时人的倦意是一种身体警告，到了心脏需要自我调节的时间。

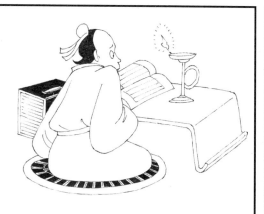

人在熬夜时，长期处于应激状态，不断分泌肾上腺素等激素，会造成血管收缩异常。长此以往，紧张焦虑的情绪会诱发或加重高血压。

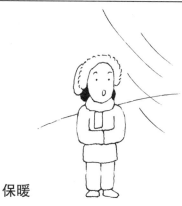

保暖

冬季由于室内外温差过大，人体时常处于应激状态。而且人的头部是神经中枢的所在地，往往脑部血管疾病不敌冷空气，因此头部保暖是重中之重。

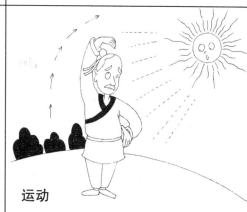

运动

运动前若热身不到位，血压一上升，易引发心脑血管疾病。天气过冷时，要选择室内运动。老年人在冬季最好选择温度升高时出门运动。

合理膳食，增强血管弹性

少吃含胆固醇高的食物，如蛋黄、鱼子、奶油、蟹黄、肥肉、动物油、动物内脏（肠，肝脑等）。同时，可适当多吃些使血管恢复弹性的食物。

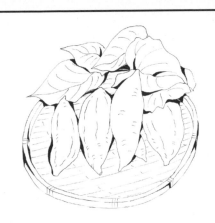

紫薯：保持心脑血管弹性

紫薯所含花青素是其他植物花青素含量的 20 倍 ~30 倍，对保持心脑血管弹性、预防对抗心脑血管疾病十分有益。

香油：动脉内的清道夫

香油富含维生素 E，有利于维持细胞膜的完整和功能正常，减少体内脂质的积累。另外还富含亚油酸不饱和脂肪酸，可促进胆固醇的代谢，能清除动脉血管壁上的沉积物。

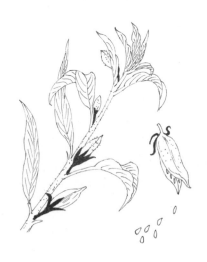

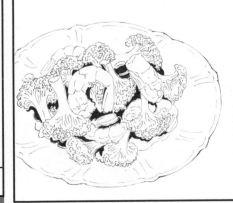

西蓝花：血管清理剂

富含类黄酮，能阻止胆固醇氧化，防止血小板凝结，减少心脏病与中风的危险。还含有精氨酸，可调节血管张力，抑制血小板聚集的血管舒张因子氧化氮的合成，减少血管损伤。

茄子：增强血管弹性

茄子富含维生素P，能软化并增强血管弹性，降低毛细血管通透性，可防止毛细血管出血。茄子味甘性寒，入脾胃大肠经，具有清热活血化瘀、利尿消肿、宽肠之功效。

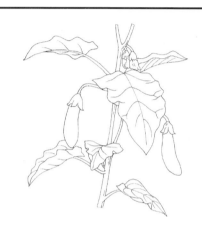

香菇：降低血压

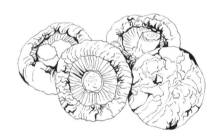

香菇含有较多的膳食纤维，能够促进肠胃蠕动，清除体内垃圾。其中的生物碱香菇嘌呤，能够降低血液中胆固醇，预防动脉硬化形成。另香菇中所含香菇太生可预防血管硬化，降低血压。

玉米：软化动脉血管

玉米富含脂肪，其中不饱和脂肪酸，特别是亚油酸的含量高达60%以上，有助于人体脂肪及胆固醇的正常代谢，减少胆固醇在血管中的沉积，软化动脉血管。

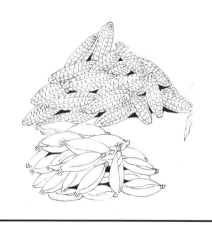

"保藏"好胃动力

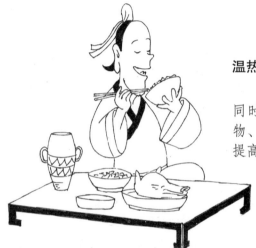

温热食物

　　冬季要多吃温热、易消化食物。同时要合理配比饮食中的碳水化合物、脂肪以及蛋白质的含量，从而提高机体对低温的耐受力。

建议每口食物咀嚼30次，每餐时间不低于20分钟。

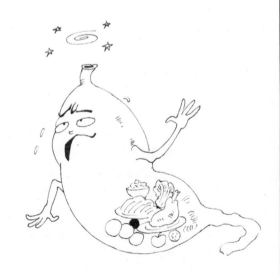

细嚼慢咽

　　食物咀嚼不充分，进入胃肠道，不能够与分泌的胃肠液相中和，会影响消化，还容易导致因吃得过饱而超出胃容量，加重肠胃的负担。

规律三餐

饮食不规律会打乱胃肠消化的生物钟，如果不按时吃饭，胃酸等消化液分泌后得不到食物的中和，从而导致胃酸侵蚀胃黏膜。

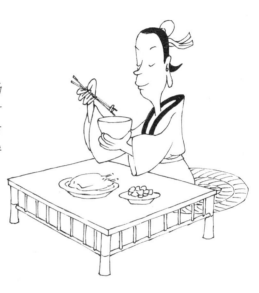

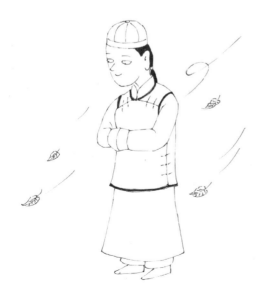

马甲儿保暖护胃

外界气温的寒冷会使胃部的活动减缓，更有甚者出现胃部痉挛，导致腹泻、疲劳和浑身无力等。此时最好在外套内加穿件"贴心"棉马甲儿，给胃一个温暖的家。

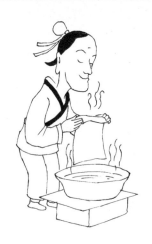

及时补水

冬季多饮水。也可以将温度适宜的热水倒入杯中，鼻子靠近杯口缓缓深吸入水蒸气，每次10分钟，建议早晚各一次。

调整锻炼时间

不少老年人喜欢大清早就出门晨练，但时间过早，尤其是冬季，雾气会过于寒冷湿重，过量吸入会对肺造成很大损伤。

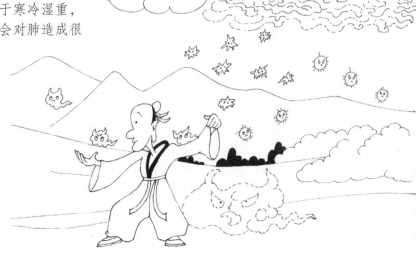

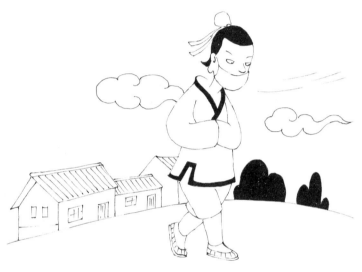

戴口罩

　　冬季鼻子的"屏风"作用减弱，从而使致病细菌通过空气直接进入肺中，因而外出最好戴上口罩。

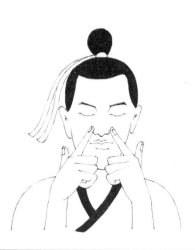

按摩鼻子

　　用拇指外侧沿鼻梁、鼻翼两侧，上下按摩 30 次左右。建议早晚分别按摩一次，增加鼻子部位的血液循环，提高鼻部的耐寒能力。

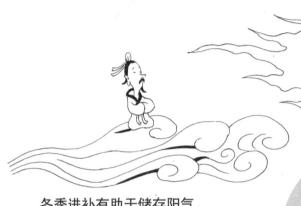

冬季进补有助于储存阳气。

1. 冬季补充阳气应多吃哪种食物？

羊肉萝卜汤？
高丽参炖乳鸽？
香辣水煮鱼？

正确答案

冬季补充阳气，应多吃羊肉萝卜汤。羊肉暖中补虚、补中益气、开胃健力，治虚劳恶冷、五劳七伤；白萝卜通气，能去除羊肉膻味和雍补。

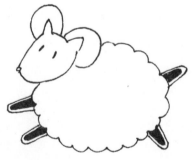

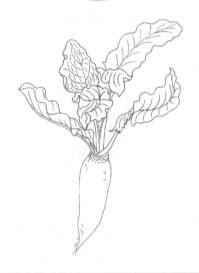

萝卜羊肉丸子

将白萝卜去皮切丁，将羊肉馅放点啤酒、盐、花椒水、葱姜末、蛋清后打馅；将萝卜丁包入羊肉丸里，下锅汆熟，撇去血沫，下入粉丝，出锅前调入盐调味、撒香菜即可。

菟丝子红糖代茶饮

菟丝子 50 克，红糖 60 克。先将菟丝子洗净后捣烂，然后加入红糖，沸水冲泡即可。菟丝子比较韧，如果直接泡水不能完全泡出味道，所以要将其捣烂才可以。

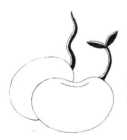

中医认为黑色入肾，黑色的食物具有补肾功效。菟丝子具有补益肝肾，润肤美颜的功效。

2. 菟丝子与什么搭配补阳作用强？

蜂蜜？

冰糖？

红糖？

正确答案

菟丝子与红糖搭配补阳作用强。冰糖凉润对肺燥咳嗽有好处。红糖能温中补虚，补气养血。菟丝子红糖茶能缓解夜尿频繁。

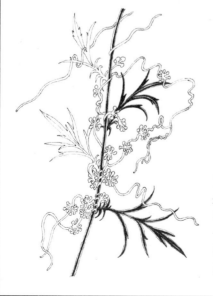

肾虚腰痛者：菟丝子茶最主要的作用就是补肾。很多人都会有腰痛的现象，大多数皆因肾虚引起，喝菟丝子茶可以缓解腰痛的现象。

菟丝子还可以与枸杞、黄芪、决明子等药材一起泡：枸杞、黄芪、决明子都有各自的功效，比如枸杞可以补血，决明子可以明目等，菟丝子与这些药材一起泡制，也可以发挥这些药材的功效。比如，菟丝子枸杞茶可以补养肝肾，用于肝血虚，或肝肾不足，视物昏花。

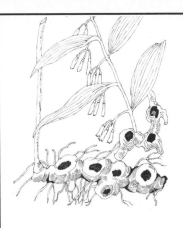

药酒方五精酒

原料: 黄精200克, 松叶、天门冬、枸杞子各250克, 炒白术200克, 白酒3升。

功效: 补精壮阳, 延年益寿。

3. 用哪种药材泡药酒有助于补充阳气?

黄芪?

黄芩?

黄精?

正确答案

用黄精泡药酒有助于补充阳气。黄精能补肝肾、强肾气。专家推荐五精酒的配伍见下图。饮用药酒每天不宜超过20毫升。

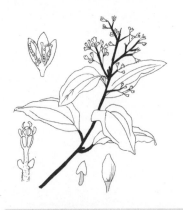

4. 哪个食材有补充阳气的功效?

盐?

肉桂?

花椒?

正确答案

肉桂有补充阳气的功效。肉桂煮水泡脚能祛寒补阳。

图解百姓天天养生丛书

健康顺时生活立冬小雪大雪篇

5.冬季藏不好，春季易得哪种疾病?

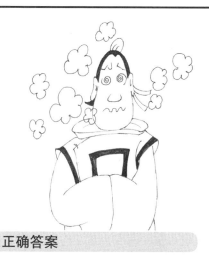

正确答案

冬季藏不好，春季易得呼吸系统疾病。呼吸系统疾病最常见的就是感冒、咳嗽等。中医认为卫外不固，春天精不够用，风就容易侵袭人体导致呼吸系统疾病。

5.冬季藏不好，春季易得哪种疾病?

胃肠疾病?

呼吸系统疾病?

皮肤疾病?

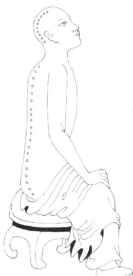

避寒就温是冬藏的基本原则。
冬季穿着要注重头、脚、背的保暖。

中医认为头颠之上为封口到，头上有很多穴位，寒气直下就容易生病。百病从寒生，让脚不受凉也非常重要，从11月份起脚就不宜外露。中医认为背部为阳，督脉主一身之阳，穿背心有保护阳气的作用。

6.耳部哪个部位有补肾的功效?

7.按摩哪里有安神补阳的作用?

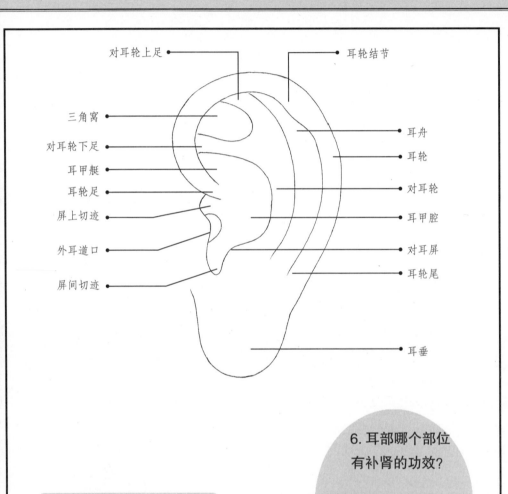

对耳轮上足

耳轮结节

三角窝

耳舟

对耳轮下足

耳轮

耳甲艇

对耳轮

耳轮足

耳甲腔

屏上切迹

对耳屏

外耳道口

耳轮尾

屏间切迹

耳垂

正确答案

耳朵上耳窝有补肾的功效。用棉签反复刺激三角窝有补肾、壮阳、守固阳气的功效。

6. 耳部哪个部位有补肾的功效?

耳窝?

耳垂?

耳轮?

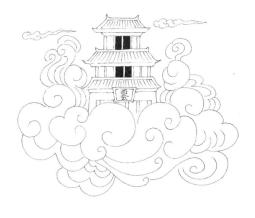

百会穴位于人体的头顶部，具体位置是在两耳尖直上与前正中线的交点处。这个位置处于人体的最高处，所以按摩百会穴有补中益气，升阳举陷的作用。

7. 按摩哪里有安神补阳的作用？

脑门？

头顶？

太阳穴？

正确答案

按摩头顶有安神补阳的作用。头顶有百会穴，是诸阳之会百脉之宗，能交通阴阳。

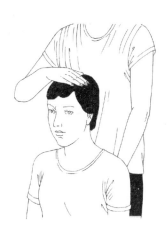

端坐，用掌指来回摩擦百会至发热为度，每次108下。

立冬补身，南北进补大不同

虽然冬天强调要进补，但不能乱补，需要热别注意的是在冬季食补前一定要先清楚自身体质的"寒热"属性，"热性"体质的人一般不适合"冬补"，而胃肠机能不好的人，也要先把肠胃功能调节好再进补，否则会增加肠胃的负担。

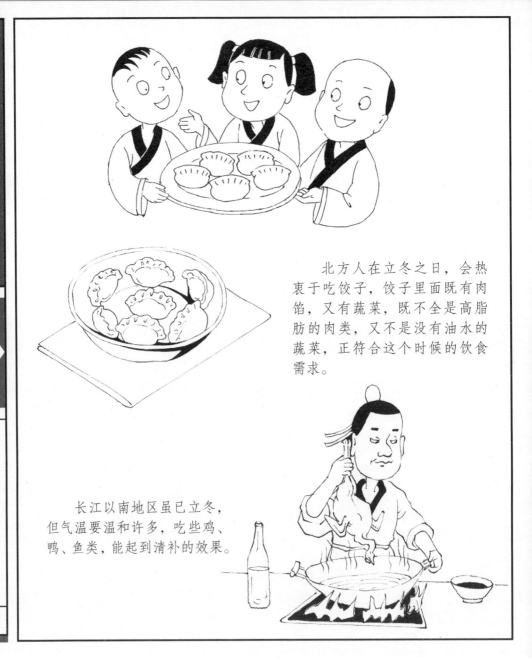

北方人在立冬之日，会热衷于吃饺子，饺子里面既有肉馅，又有蔬菜，既不全是高脂肪的肉类，又不是没有油水的蔬菜，正符合这个时候的饮食需求。

长江以南地区虽已立冬，但气温要温和许多，吃些鸡、鸭、鱼类，能起到清补的效果。

西北地区天气寒冷，应食牛、羊、狗肉等大温大热之品。

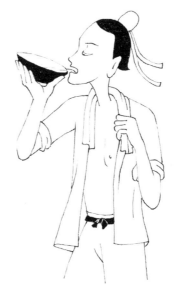

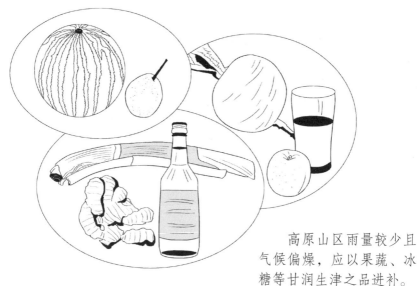

高原山区雨量较少且气候偏燥，应以果蔬、冰糖等甘润生津之品进补。

进补需参考个人情况

　　很多人认为"养肾进补，多多益善，有病治病，无病强身"。其实这是一种误解。其实，冬季进补要根据当时的环境以及自身的条件来决定，千万不能听人家说冬天的时候要补，就冬三月补个不停。

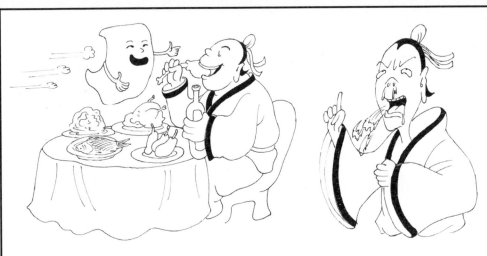

　　对于无疾病且身体强壮的人，虽然羊肉、狗肉等食物也可以温肾壮阳，但如果超量服用，会产生口干舌燥、鼻孔出血等滋补综合征。

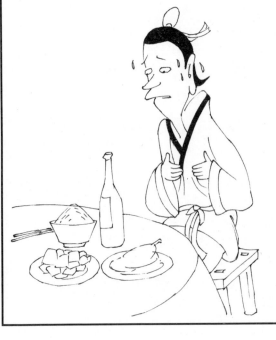

久病体弱的老年人，或因脾有湿邪的人，因脾胃虚消化差，服用滋补药不仅达不到补虚效果，反而出现腹胀便溏、恶心呕吐，致使身体更虚。

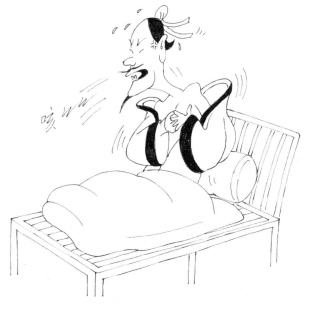

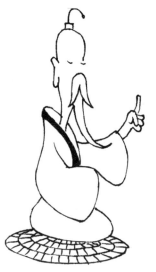

　　患有感冒、发热、咳嗽等的人，如果肆意进补，则有可能加重病情。

冬季进补，应外攘阴寒，温肾壮阳

　　冬季气候干燥寒冷，加上寒风劲吹，使得整个自然界处于肃杀、收藏、蛰伏的状态，为了使机体能够适应自然界的变化，冬季进补时必须注重外攘阴寒，内壮肾阳。

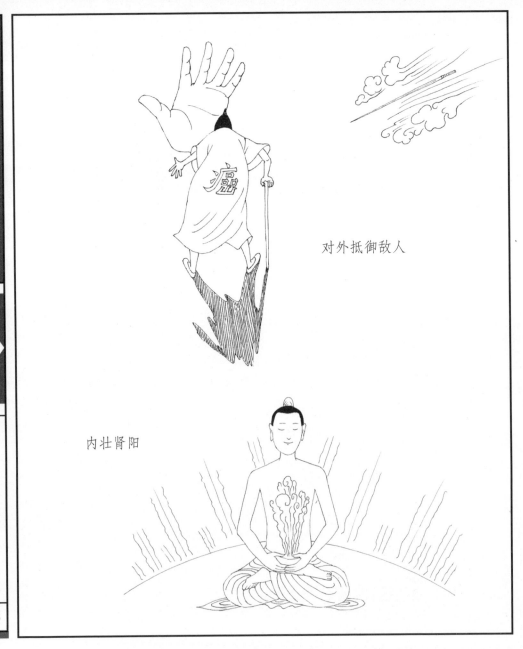

对外抵御敌人

内壮肾阳

冬季应滋补元气，储藏能量

进入冬季以后，人体的消化吸收功能都得以增强。此时进补可使营养物质转化的能量最大限度地储存于体内，滋补五脏，营养机体，强健体质，预防和治疗慢性疾病。寒冷的时候最适合补元气，冬季大地收藏、万物皆伏正是补元气、储藏能量的好时候。所谓冬季进补主要是补元气。

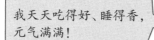

我天天吃得好、睡得香，元气满满！

我能跑能跳心不慌，不咳不喘气顺畅，气色良好声音亮。元气足，身体好！

所谓元气，指人体组织、器官生理功能的基本物质与活动能力。《辞海》中解释：元气，亦称"原气"。

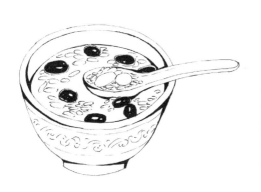

腊八粥里，五谷、五豆俱全，入肾补精气可助冬季养好肾阴。冬季也要多吃一些黑色食品，比如黑豆、黑芝麻、黑米，这些黑色食品都是入肾经滋补元气的好食物。

参枣米饭

材料：人参叶 15 克、红枣 15 枚、粳米 250 克、白糖 50 克。

制法：将人参叶入锅加水煮 30 分钟，留煎汁备用，粳米淘净入锅加入参叶汁及清水适量，红枣洗净去核与白糖同时放入锅中煮成米饭，然后当主食或做成饭团点心，随意食用。

功效：参枣米饭具有补元气、养血健脾、宁心等多种功效。

冬季饮食以温补为主

冬令时节进补在现代医学中是备受推崇的，因为冬季进补能提高人体的免疫力，一方面可缓解畏寒反应和心理；另一方面可以调节体内的新陈代谢，最大限度地使能量存储于体内，为第二年的身体健康打好基础。因此，冬天饮食应以温补为原则。

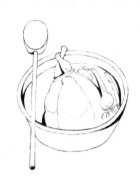
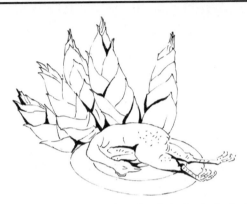

上班族，进补应该注重温补，不宜大补，切忌每餐大鱼大肉，更不可盲目选购所谓的高级滋补品。冬季温补首选食物有很多，如鸡肉、羊肉、牛肉等。

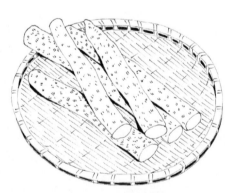

工作负荷高的脑力劳动者，大脑细胞对氧和营养的及时补充受到影响，内分泌功能紊乱，身体功能失调，气血亏虚，因此也可以服用补益气血的中成药。

山药补脾阴，促进脾胃的吸收、运化，可以加强造血功能。

身体素质好的人可选平补类的食物，如莲子、赤豆、大枣、银耳等，最后不要忘记多吃点黄绿色的蔬菜也是平衡营养的关键。

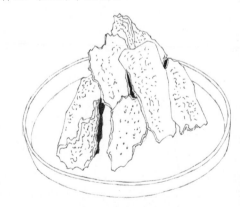

陈皮理气健脾

图解百姓天天养生丛书

健康顺时生活 立冬小雪大雪篇

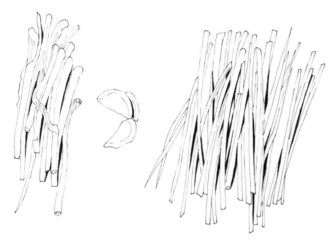

需要提醒大家的是，患有胃肠道疾病，特别是溃疡患者不宜多食，此外，其他多数人群均可食用大葱。

从食疗角度来看，大葱的葱绿部分比葱白部分营养含量要高很多，但是葱白的效用更多一些，比如风寒感冒的患者，医生嘱咐的很多食疗方都要用葱白入药。大葱味道辛，性属微温，具有解毒调味的作用。

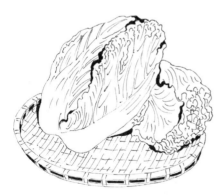

大白菜中含有丰富的维生素C、维生素E，冬季吃大白菜还会起到护肤养颜的作用。

冬季温补多吃的三种蔬菜：大白菜、白萝卜、大葱。

一个大萝卜，人们往往会摘掉萝卜叶子。其实萝卜叶非常适合缺钙的人群，它是含钙量最高的蔬菜，这一点很多人并不知道。

十全文补汤

材料： 党参、黄芪、白术、茯苓、熟地、白芍各10克；当归、肉桂各5克；川芎、甘草各3克；大枣12枚，生姜20克，墨鱼、肥母鸡、老鸭、净肚、肘子各250克，排骨500克，冬笋、蘑菇、花生、葱各50克，调料适量。

制法： 将诸药装纱布袋内，扎口，鸭、鸡肉及猪肚洗净，排骨剁开。姜、笋、菇洗净，与以上诸料同放锅中，加水，武火煮开后改用文火煨炖，加黄酒、花椒、盐调味。待肉熟烂后捞出，切成丝条，再放入汤内，去药袋，煮开后，调入味精，食肉饮汤。每次一小碗，早晚服用。全部服完后，隔五日再服。

功效： 补阴阳气血、调五脏六腑。适用于各种慢性虚损性疾病，如体虚贫血、中气不足、脾胃虚弱、头晕目眩者。无病食用，能健身防病。

花生煲猪蹄

材料： 猪蹄500克，花生米适量，盐、南腐乳等调味品适量。

制法： 先将猪蹄洗净开边，油锅烧热后将生姜爆香，放入猪蹄，加入南腐乳，炒匀，然后加适量水，加入花生，加入调味品，慢火煲2小时左右，待猪蹄软熟。

功效： 滋补阴液、补益气血。适用于肾阴虚不足之腰膝酸软，津液不足之皮肤干燥，气血不足之产后少乳及痈疽、疮毒者。禁忌：腹泻者少食。

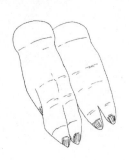
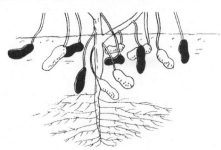

归参炖乌鸡

材料： 党参40克，当归20克，乌鸡1只，生姜、葱、盐、料酒等调味品适量。

制法： 乌鸡与当归、党参及适量调味品同放入炖盅内，隔水炖2小时，即可。

功效： 党参补益脾肺、补血生津。乌鸡味甘，归心、肝、肺、脾、肾经。加入当归有补血活血的作用。故本炖品最适于冬季食用。尤其适合大病后、产后、手术后或素体虚弱之人。适用于肝、肾不足之遗精、带下、白浊，血虚之月经不调，脾肺气虚之消瘦及气阴两伤者。

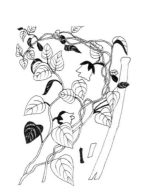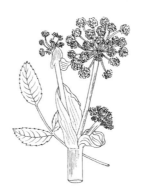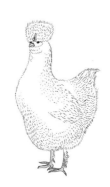

白及炖燕窝

材料： 燕窝10克，白及10克，冰糖适量。

制法： 先将燕窝用温水浸泡半日，去除杂质放入炖盅内，加水，加入冰糖，炖2~3小时即可食用。

功效： 白及滋养肺阴、补肺止血，燕窝可补肺养阴，用于补养和治疗阴肺虚的咳嗽、盗汗、咯血等症。又可养胃止呕，治疗胃气虚所致的干呕、反胃。还可补气止汗，治疗气虚自汗、尿多等症。燕窝是一种珍贵的补品，配以白及更增强了其滋肺止咳之功。肺阴虚之人冬季易复发咳喘、咯血，常食本炖品效果非常好。适用于气虚自汗、尿多、胃气虚之反胃、干呕，肺阴虚之盗汗、咳嗽、咯血及其他虚损者。

山药羊肉汤

材料： 羊肉 500 克，山药片 150 克，姜、葱、胡椒、料酒、盐各适量。

制法： 羊肉洗净切块，入沸水锅内，焯去血水；姜、葱洗净，用刀拍破备用。山药片用清水浸透，与羊肉块一起置于锅中，加入适量清水，将其他配料一同投入锅中，大火煮沸后改用小火炖至熟烂即可。

功效： 补脾胃，益肺肾。

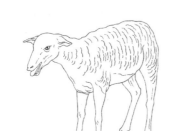
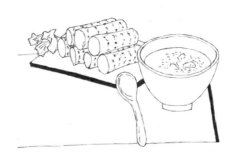

羊肉炖胡萝卜

材料： 羊肉 500 克，胡萝卜 2 根，香油、盐、姜片、料酒、植物油、白胡椒粉、料酒各适量。

制法： 羊肉洗净，切块，放入沸水中烫一下，捞出沥干；胡萝卜洗净，切块。锅中放入少许植物油，烧热后下入姜片、羊肉块速翻炒几下至颜色变白。锅中加水和调料（除盐和香油），大火烧开后改小火炖 40 分钟，下入胡萝卜块再炖 30 分钟，下入盐和香油即成。

功效： 温中散寒、补益气血。

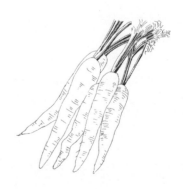

土豆炖牛肉

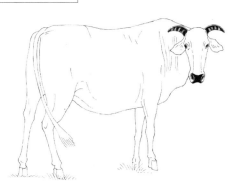

材料：牛肉1000克，胡萝卜2根，土豆1个，盐、八角、酱油、葱段、姜片、花椒各适量。

制法：将牛肉洗净，切成均匀的块；胡萝卜、土豆分别洗净，去皮，切块。牛肉块冷水入锅，开大火烧开，倒入葱段、姜片、桂皮、八角，转小火，加盖炖1.5小时左右，炖的过程中要注意撇净汤表面的浮沫。下入土豆块和胡萝卜块，再调入酱油和盐，煮开后用小火炖熟即成。

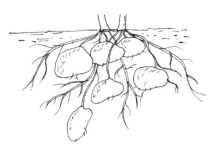

功效：牛肉具有补脾胃、益气血、强筋骨、消水肿等功效。牛肉的营养价值高，古有"牛肉补气，功同黄芪"之说。凡体弱乏力、中气下陷、面色萎黄、筋骨酸软、气虚自汗者，都可以将牛肉炖食。

小鸡炖蘑菇

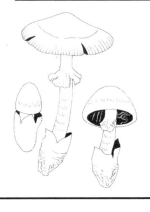

材料：童子鸡1只，干榛蘑80克，植物油、酱油、盐、料酒、白糖、八角、葱段、蒜瓣各适量。

制法：鸡肉洗净，切块，入沸水中烫一下，捞出备用；干榛蘑择洗干净，用清水泡发。锅中加入适量植物油，烧热后下入葱段和蒜瓣煸炒几下，下入鸡肉块，大火翻炒几下，加入适量清水，下入干榛蘑、剩余调料，大火烧开后转小火炖煮1小时左右即可。

功效：强壮身体、增强人体免疫力。

鳝鱼归参汤

材料： 鳝鱼 500 克，当归、党参各 15 克，料酒、葱、生姜、蒜、味精、盐各适量。

制法： 将鳝鱼剖背脊后，去骨、内脏、头、尾，切丝备用；当归、党参装入纱布袋内扎口。将鳝鱼置锅内，放入药袋，再加入料酒、料酒、葱、生姜、蒜、味精、盐，水适量；将锅置炉上，先用大火烧沸，打去浮沫，再用小火煎熬 1 小时，捞出药袋不用，加入味精即可。

功效： 补益气血。

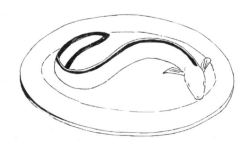

枸杞鸡肉汤

材料： 鸡半只，枸杞子、生姜片各 15 克，怀山药 30 克，盐适量。

制法： 将鸡肉洗净切块，倒入沸水中烫一下捞出，除去腥味，然后把鸡块放入砂锅中，加入怀山药、枸杞子、生姜片及适量水，用小火煮至肉烂汤香，加适量盐，煮沸即可。

功效： 补肝益肾，温中益气。

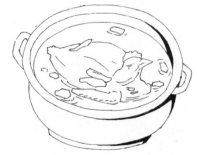

小米龙眼粥

材料： 小米 1000 克，大米 10 克，龙眼肉 15 克。

制法： 将小米和大米分别淘洗干净，一起放入锅内，加入龙眼肉，加适量水，置大火上烧沸，再用小火熬熟，加入白糖搅匀即可。作早餐、晚餐食用。

功效： 补心肾，益腰膝。

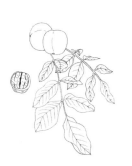

锁阳胡桃粥

材料： 大米 100 克，锁阳、胡桃仁各 15 克。

制法： 锁阳煎水取汁，核桃仁捣烂，与大米一同煮粥食。

功效： 温补肾阳，润肠通便。

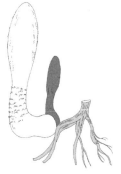

进补过度警惕阳痿

养生中最常见的就是补肾壮阳了，但是生活中由于进补过分或不当，不但不能预防阳痿的发生，甚至还会引起阳痿的发生。

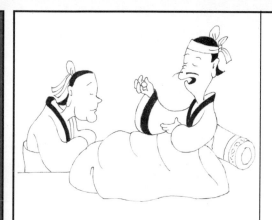

阳痿"忠爱"体质状况较差的男性。糖尿病、高血压、高胆固醇血症等患者所服用的药物中含有抑制性功能的成分，均可引发阳痿。

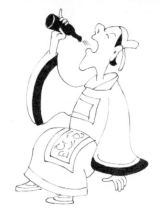

阳痿"忠爱"有不良生活习惯的男性。现如今，很多25～35岁的年轻人由于不节制地吸烟、酗酒而引发阳痿。

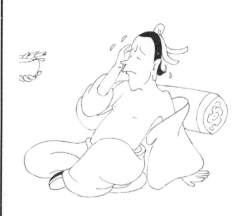

滥用药物以及不会正确地处理工作和生活压力，也会让阳痿一步步地靠近你。

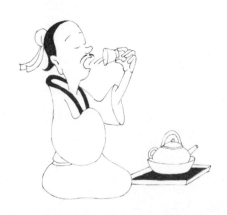

阳痿"忠爱"年长的男性。随着年龄的增长，人体功能也开始慢慢衰退，出现了不可控制的性功能减退或异常的趋势。

图解百姓天天养生丛书

健康顺时生活立冬小雪大雪篇

鸡睾丸

材料： 鸡睾丸适量，白酒、醋、蒜泥各适量。

制法： 将鸡睾丸浸入白酒中 3 小时左右，再取出烤黄备用。食用时可蘸酒、醋和蒜泥，隔晚服 1 次，每次 1 对。

主治： 阳痿、早泄等症。

蜈蚣丝瓜子散

材料： 蜈蚣 1 条，丝瓜子 30 个，甘草 15 克，醋适量。

制法： 将蜈蚣焙干，丝瓜子炒香，合甘草共研为细末。淡醋汤送服，分 2 次服完，早晚各 1 次，7 日为 1 疗程。

主治： 阳痿不举、早泄等症。

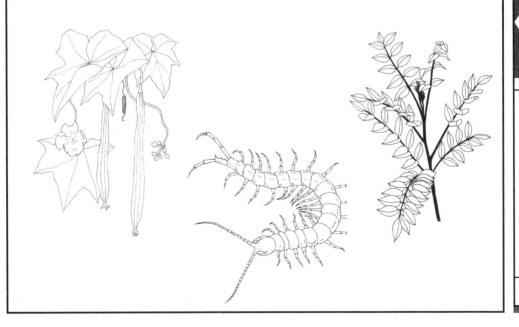

老年人养阳护阳，预防突发疾病

立冬时节，很多老年人出现畏寒怕冷，腰膝无力、泄泻便溏、夜间尿多等症状，这就是中医所说的"易寒为病者，阳气素弱"。为了避免发生以上情况，凡有耗伤阳气及阻碍阳气的情况皆应避免。

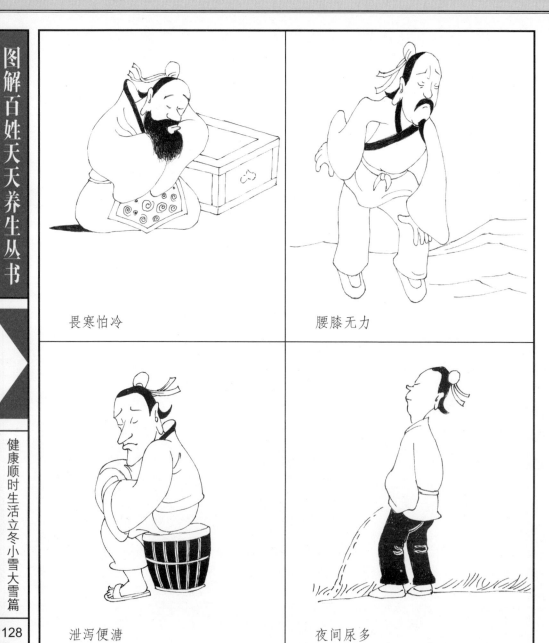

畏寒怕冷

腰膝无力

泄泻便溏

夜间尿多

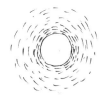

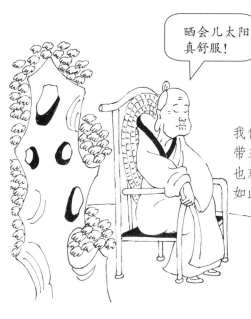

晒会儿太阳真舒服！

所谓阳气，就像天上的太阳。我们知道太阳普照大地，给大地带来温暖，没有太阳地球上自然也就会没有任何生物，阳气也是如此，是我们生命的基础。

如果阳气不足，就会产生畏寒怕冷、腰膝酸软、头晕、耳鸣、盗汗、潮热等症状。

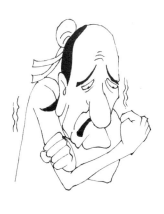

纠正不良饮食习惯

杜绝嗜食生冷、滥饮滥食。

不能过食火锅、烤羊肉串等辛辣的食物。

杜绝嗜食生冷、滥饮滥食。在冬天一些生冷的食物寒性就更大了。喝冰冻啤酒，易让寒气在体内形成湿邪，从而影响脾胃的运化功能。

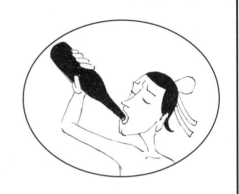

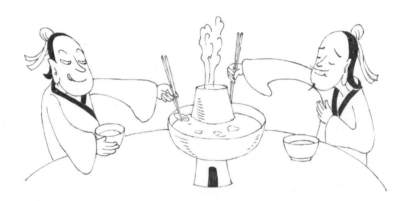

不能过食火锅、烤羊肉串等辛辣的食物。因为辛辣的食物"火气"太大了，很容易耗伤胃阴。

冬季适合吃炖母鸡、精肉、蹄筋，常饮牛奶、豆浆，这些对血脂影响都不大，还可增强体质，防寒邪致病。

早卧早起，以待日光

　　《黄帝内经》强调"无扰乎阳，早卧晚起，必待日光"。也就是说，在寒冷的冬季，要早睡晚起以保证充足的睡眠，有利于阳气潜藏，阴精蓄积。

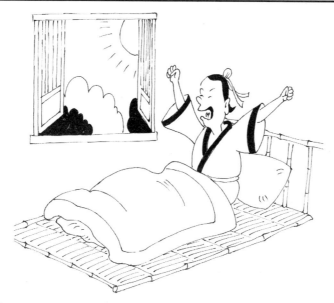

　　辰时，指早上 7:00~9:00。此时太阳已经升起来了，温暖的阳光照射着大地，人感觉特别舒服。

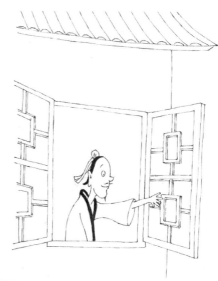

　　冬季要关好门窗，使空气不流通。这是因为人睡着时，身体表面会形成一层阳气保护层，称之为卫气，如果室内有流动的空气就很容易把这层卫气吹散了，身体自然也就会从体内再度补充到身体表面，这样就会循环往复淘干阳气。这也就是为什么有些人早上起床浑身没劲的原因了。

老年人运动应遵循"四项基本原则"

　　"生命在于运动""流水不腐，户枢不蠹"是人们对于运动养生的归结。动以养形，运动可以使躯体健康，所以说运动和不运动结果是截然不同的。

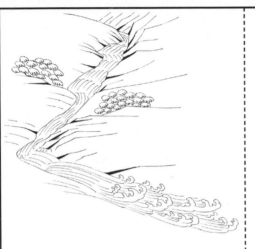

不断流动的水，永远都是清澈的，每天都焕发生机，就连它周围的其他生物也是欣欣向荣的。

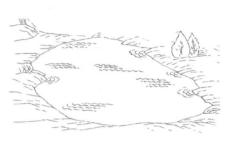

如果是一潭死水，时间久了，只会变得污浊不堪、臭气冲天、蚊蝇滋生，还谈什么生机。

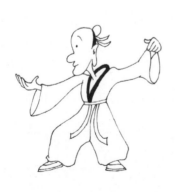

慢节奏的生活，精神不紧张，消耗少，能使机体得到很好的调养。

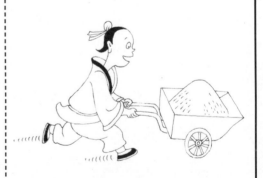

每天行色匆匆，精神紧张，吃饭都是狼吞虎咽，这样一来身体各方面功能就会紊乱，影响健康。

运动有助于延缓老年人身体活动功能的衰退，对高血压、糖尿病等诸多疾病有预防和辅助治疗作用，运动可以调节心理平衡，减轻压力，改善睡眠。总体而言应遵循"四项基本原则"，即动则有益、贵在坚持、多动更好、适度量力。

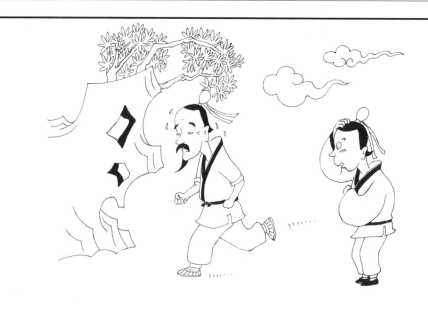

老年人应合理选择有益健康的身体活动量，开始锻炼时运动量要小，然后逐渐加大，直至达到有效强度、有效时间。

建议老年人每周运动5~7次，至少隔天一次，运动宜在饭前或饭后40~60分钟。

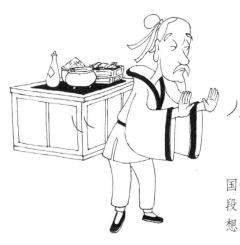

舒缓性运动为老年人首选。中国传统养身保健操，如五禽戏、八段锦、太极拳、经络拍打操以及冥想静坐等项目，最适合老年人。

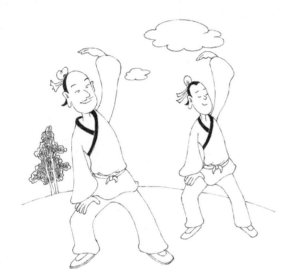

中医上说，动则生阳，经常参加一些体育锻炼，如散步、慢跑等，可以很好地巩固体内的阳气，将健康之"城"护卫起来，增强身体免疫力。

锻炼时，要选择阳光比较好的天气，避免在大雾、大风、严寒、大雪天进行户外运动，以免感受湿邪，耗损阳气。

古时，练舞者听到鸡叫第一遍就起来练舞，形容人非常吃苦，勤奋。但是从中医学角度来讲，鸡鸣时就起床运动，阳气过早地消耗掉了，会影响肺功能的发挥。

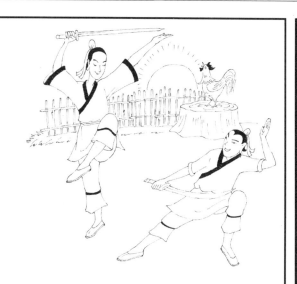

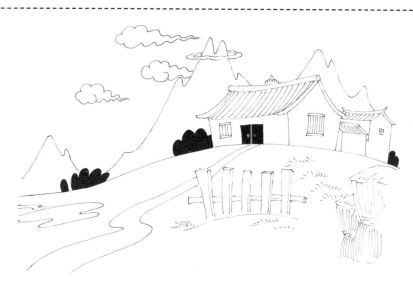

清晨正好是人体阳气生发的时候，静静地休息可以避免人体生发阳气受到干扰。如果过早起床锻炼，反而会使阳气过早地消耗掉，对人体健康极为不利。

肺虚咳喘闹不停，辨证治疗最见效

　　立冬过后，气温骤然变冷，人体受到冷空气刺激后，抵抗力也会随之降低，到处可见咳嗽、气喘等病患。这些病人轻则是感冒、支气管炎，重则为老慢支、哮喘，而老百姓习惯将此归咎于体质差，经不起寒。

分型	症状表现	食补材料
肺阴虚	症见干咳无痰、偶带血丝、咽燥口干，甚则声音嘶哑、颧红盗汗、手足心热、舌红少津等	沙参、玄参、麦冬、生地黄、石斛、玉竹、天花粉、百合、蜂蜜、梨、藕、荸荠、青果、西瓜、北瓜、甲鱼、龟、鸭子等
肺气虚	症见咳嗽、咳声低微、动则气短、痰涎清稀、少气懒言、易汗、易感冒，舌淡苔白等	党参、太子参、生晒参、黄芪、白术、甘草、蛤蚧、冬虫夏草、大枣、莲子等

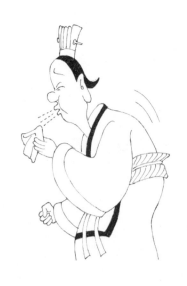

其实，肺部疾病和其他疾病一样，有不同的病因和症状，需要有的放矢，对症进补，只有这样才能收到明显的滋补效果。

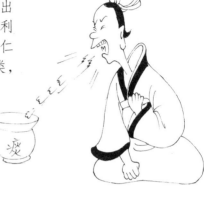

中医学认为，内有痰湿或痰热，会出现咳嗽、咳痰症状，此时应多食用清淡利湿、有助消化的食物，如麦芽粥、薏苡仁粥、陈皮粥、山楂汁、萝卜汁、芦根茶之类，以达到健脾化痰、和胃保津的目的。

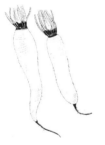 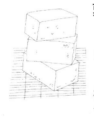

萝卜豆腐汤

材料：取白萝卜1000克，豆腐500克，白糖50克。

制法：将萝卜洗净，去皮，榨汁，装入杯中待用。豆腐切成小块，在开水锅中氽一下捞出。将豆腐、白萝卜汁同放入锅内，上火煮开5分钟。加入白糖，再烧开即可食用。

功效：萝卜又名莱菔，有"小人参"之美称。民间也有"萝卜上市，医生没事"的记载。而豆腐有清热润肺，止咳平喘之效，两者合用，对治疗顽固性咳喘十分有效。

对于精血、气血亏损较甚者，要多食牛肉、羊肉、海参、虾米仁、韭菜、黑枣、核桃等高蛋白食物来温养气血，同时要注意扶助脾胃功能，辅以山药、陈皮、苍术、厚朴、茯苓、人参、大枣等，才能避免"虚不受补"。

对于常感到四肢无力、讲话声音无力，还特别容易出虚汗者，则应多食人参、党参、五味子、山药、红枣、萝卜等补气食物。

寒为冬令主气，警惕寒邪致病

　　立冬季节，地表还存有一定的热量，人体还不会感觉太冷，但冷空气已具有较强的势力，有时就会形成大风降温，并伴有雨雪的寒潮天气。寒潮天气是放诱发流行性感冒的重要因素。

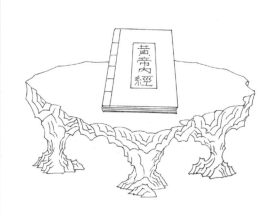

　　《黄帝内经·素问》中指出："气之不袭，是谓非常，非常则变，变则至病。"

　　寒潮发生前后，气温突降，人体的体温调节系统一时难以适应，若不及时添加衣服，御寒保暖，就极易受凉，造成人体抵抗力下降，给形形色色的感冒病毒以可乘之机。

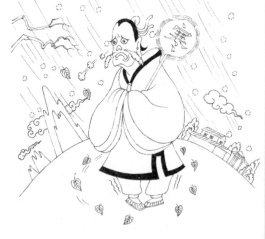

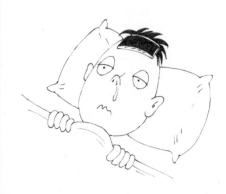

　　临床中，冬季感冒多以喷嚏、流涕、头痛、鼻塞、咽痒咳嗽、发热恶寒等为主要特点。

加强保暖防感冒

　　冬季感冒乃风寒之邪侵入体内，肺气失宣造成的。只有重视外在的气候变化，调适自身的正气，才能将感冒驱逐出体外。

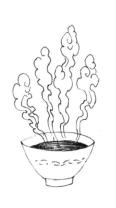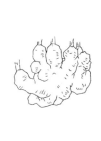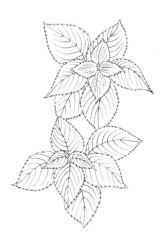

风寒感冒可喝姜糖苏叶饮

　　紫苏叶 3~6 克，生姜 3 克，红糖 15 克。将生姜洗净切丝，紫苏叶洗去尘垢后一同装入茶杯内冲沸水 200~300 毫升，加盖泡 5~10 分钟，再加入红糖趁热饮用。

加强保暖防感冒

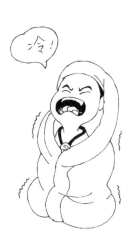

　　但有不少人"爱美不穿棉"，这种要风度不要温度的做法很容易把体内的阳气消耗掉。身体的正气少了，不仅容易感冒，还容易被其他疾病缠上。所以，冬天一定要随时加厚衣被，做好各项保暖工作。

吃对饮食防寒邪

防寒邪不一定要采用那些名贵的药材，巧用普通的厨房之物——姜、葱、醋，也能达到对抗风寒感冒的效果。

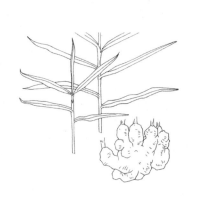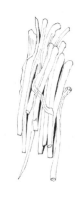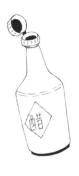

取生姜3片，连须葱白5段，糯米50克，食醋15毫升。把糯米淘洗干净之后与生姜一块放入锅中熬煮，煮两开之后再放入葱白，等粥快熟的时候，放入米醋，再熬粥30分钟即可。

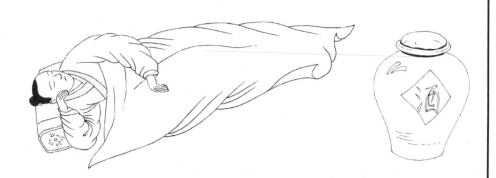

趁热服用，盖被捂汗，上床盖好被子静卧，以免再感风寒，直至身体有汗发出。常喝此粥，对风寒感冒引起的头疼发热、怕冷、浑身酸痛、鼻塞流鼻涕都有很好的效果。

经络按摩治感冒

冬季感冒乃风寒之邪侵入体内，肺气失宣造成的。只有重视外在的气候变化，调适自身的正气，才能将感冒驱逐出体外。

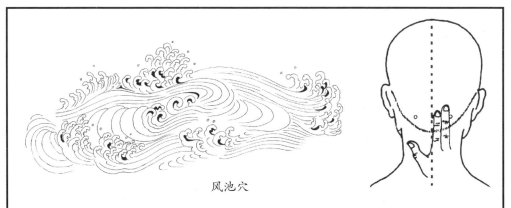

风池穴

用力按压位于后颈部的风池穴，能为抵御风寒之邪增一股力量。

方法如下：双手十指自然张开，紧贴枕后部，以两手的大拇指按压双侧风池穴，用力上下推压，稍感酸胀。每次按压以自感穴位处发热为度。

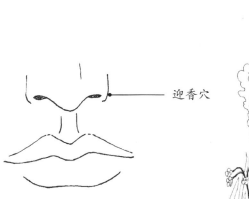

迎香穴

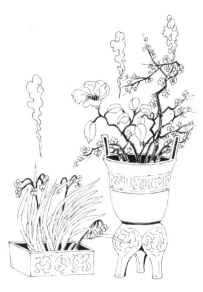

用示指按住鼻翼两侧的迎香穴，并且按照顺时针和逆时针的方向各搓摩36次，会有酸胀感向颌面放射，可提高抵抗力，预防感冒。

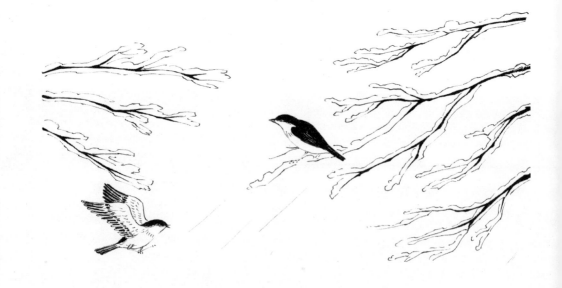

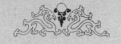

第三章

小雪节气话养生

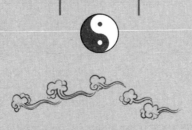

小雪节气思维导图

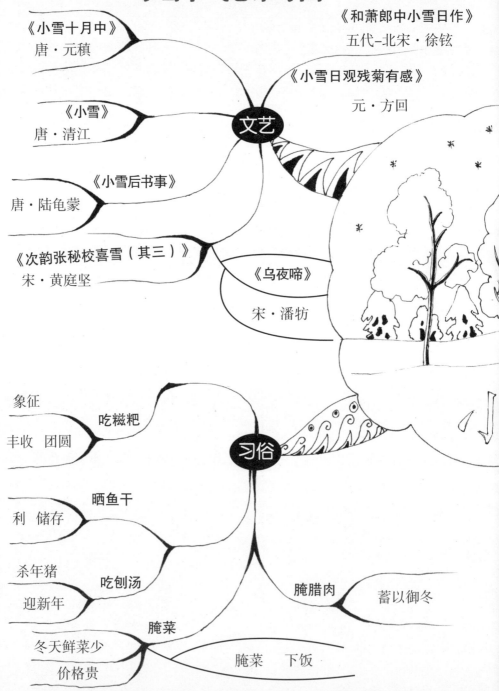

《小雪十月中》
唐·元稹

《和萧郎中小雪日作》
五代–北宋·徐铉

《小雪日观残菊有感》
元·方回

《小雪》
唐·清江

文艺

《小雪后书事》
唐·陆龟蒙

《次韵张秘校喜雪（其三）》
宋·黄庭坚

《乌夜啼》
宋·潘牥

象征
丰收　团圆

吃糍粑

习俗

晒鱼干
利　储存

杀年猪
迎新年

吃刨汤

腌腊肉

蓄以御冬

腌菜
冬天鲜菜少
价格贵

腌菜　下饭

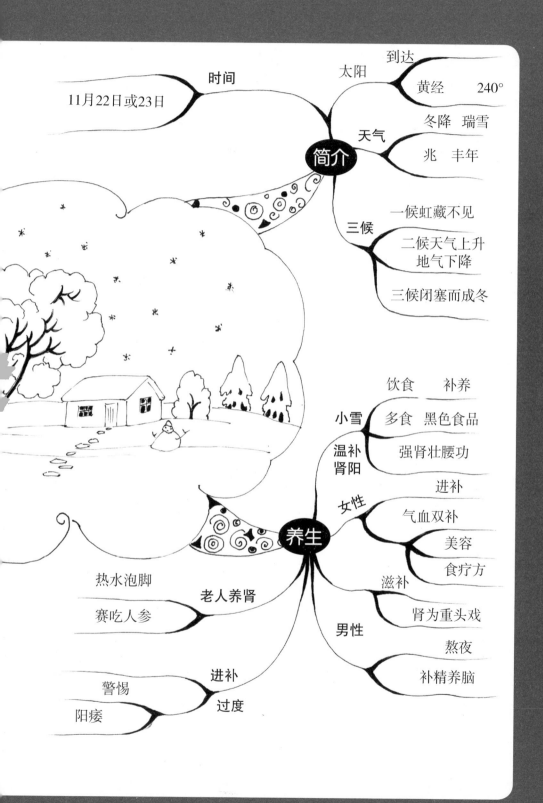

简介

时间 —— 11月22日或23日

太阳 —— 到达 黄经 240°

天气 —— 冬降 瑞雪 / 兆 丰年

三候 —— 一候虹藏不见 / 二候天气上升地气下降 / 三候闭塞而成冬

养生

小雪温补肾阳 —— 饮食 补养 / 多食 黑色食品 / 强肾壮腰功

女性 —— 进补 / 气血双补 / 美容 / 食疗方

男性 —— 滋补 / 肾为重头戏 / 熬夜 / 补精养脑

老人养肾 —— 热水泡脚 / 赛吃人参

进补过度 —— 警惕 / 阳痿

小雪节气要知晓

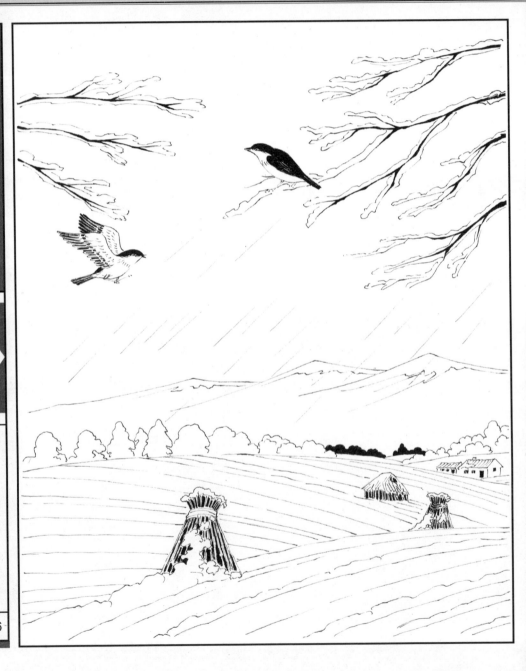

星象物候

阴气处于全盛期

　　每年的11月22日或23日，太阳到达黄经240°时，即为小雪。小满当晚七点，仰望星空，北斗七星的斗柄指向西北偏北，即330°处，古人称为亥的方向。小满属中气，必在十月，称为亥月。

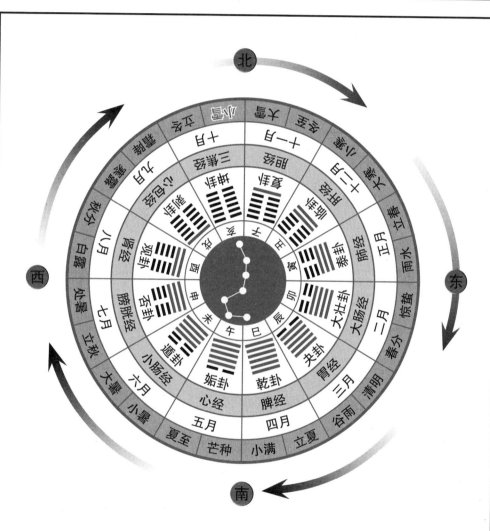

　　小雪时节，基本上都没有从具体的事物着眼了，由于天空中的阳气上升，地中的阴气下降，导致天地不通，阴阳不交，所以万物失去生机，天地闭塞而转入严寒的冬天。我们应顺应时节的发展，饮食调养以温补为主，同时严防情绪抑郁。

开始降雪，最冷季节来临

　　小雪，表示降雪开始的时间和程度。小雪到了，一年中最冷的季节即将来临了。

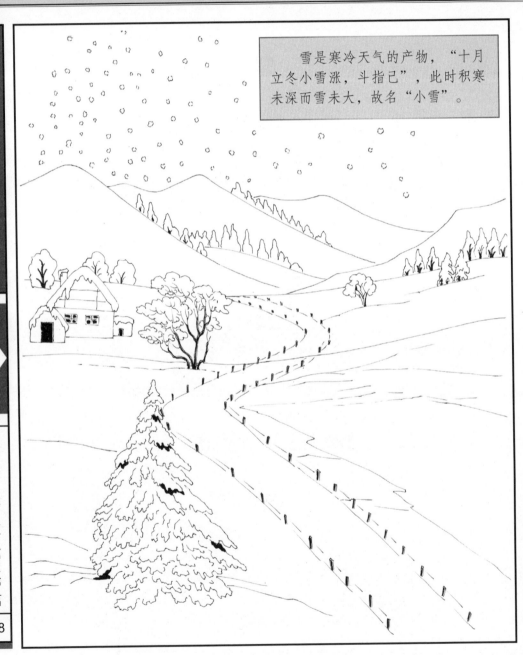

　　雪是寒冷天气的产物，"十月立冬小雪涨，斗指已"，此时积寒未深而雪未大，故名"小雪"。

图解百姓天天养生丛书

健康顺时生活立冬小雪大雪篇

小雪三候

一候虹藏不见，二候天气上升，地气下降，三候闭塞而成冬。

一候虹藏不见

彩虹是雨后空气中含有水滴，并且经过太阳折射形成的；小雪时已经告别了有雨水的时节，而天空飘下的只有纷纷扬扬的雪花，于是就不会出现彩虹了。

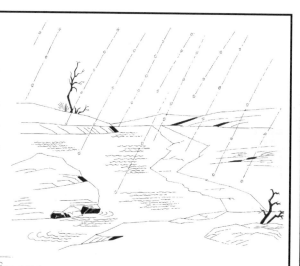

二候天气上升，地气下降

二候时，由于天空中的阳气上升，地中的阴气下降，所以万物失去生机。

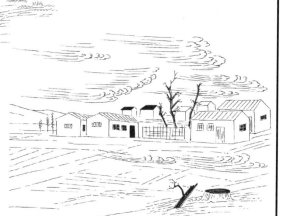

三候闭塞而成冬

三候时天气更加寒冷，家家户户只有闭门躲避寒冷。

小雪十月中

唐·元稹

莫怪虹无影，如今小雪时。

阴阳依上下，寒暑喜分离。

满月光天汉，长风响树枝。

横琴对渌醑，犹自敛愁眉。

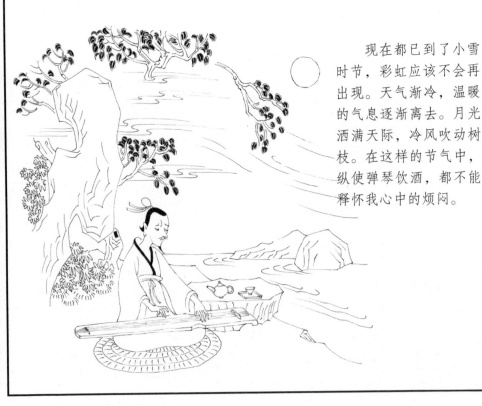

现在都已到了小雪时节，彩虹应该不会再出现。天气渐冷，温暖的气息逐渐离去。月光洒满天际，冷风吹动树枝。在这样的节气中，纵使弹琴饮酒，都不能释怀我心中的烦闷。

小雪

唐·清江

落雪临风不厌看，更多还恐蔽林峦。

愁人正在书窗下，一片飞来一片寒。

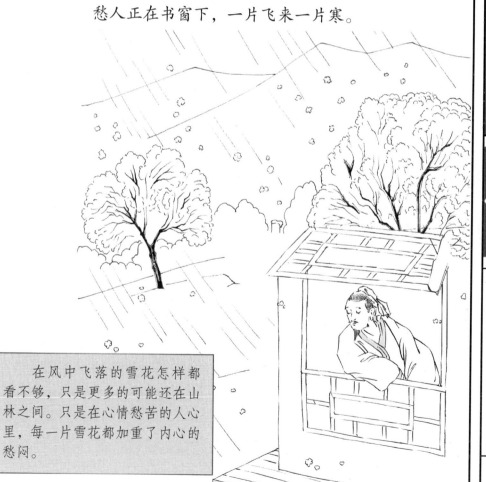

在风中飞落的雪花怎样都看不够，只是更多的可能还在山林之间。只是在心情愁苦的人心里，每一片雪花都加重了内心的愁闷。

和萧郎中小雪日作

五代-北宋·徐铉

征西府里日西斜，独试新炉自煮茶。

篱菊尽来低覆水，塞鸿飞去远连霞。

寂寥小雪闲中过，斑驳轻霜鬓上加。

算得流年无奈处，莫将诗句祝苍华。

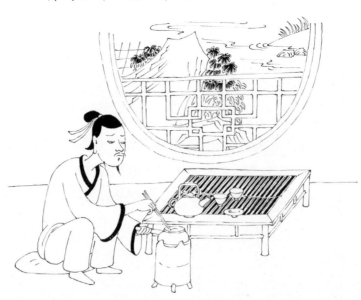

在小雪这一天，自己对炉煮茶。菊花已经开残，枝桠已经低到水面。征鸿远去，晚霞满天。这个节气就这样寂寞清闲地过去了，又是一年，头发又白了许多。想想这些无奈的岁月总会催人老啊，写诗向天上的发神苍华祈祷也是没有用处的。

小雪后书事

唐·陆龟蒙

时候频过小雪天，江南寒色未曾偏。

枫汀尚忆逢人别，麦陇唯应欠稚眠。

更拟结茅临水次，偶因行药到村前。

邻翁意绪相安慰，多说明年是稔年。

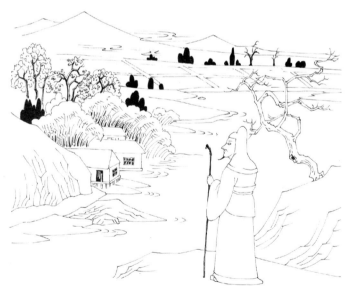

　　一年一岁的小雪节气又到了，江南景色都一般无二。江南小雪之后，景色与秋天所差不多，江上丹枫，田间麦陇都还依旧。看着这美好的景象，我不禁想着在水边结一间茅屋，像魏晋名士那样，在服食药物之后为散发药性而来到村边。听到村中老翁们在感叹，瑞雪过后，明年一定是个丰年啊！

图解百姓天天养生丛书

次韵张秘校喜雪（其三）

宋·黄庭坚

满城楼观玉阑干，小雪晴时不共寒。

润到竹根肥腊笋，暖开蔬甲助春盘。

眼前多事观游少，胸次无忧酒量宽。

闻说压沙梨已动，会须鞭马蹋泥看。

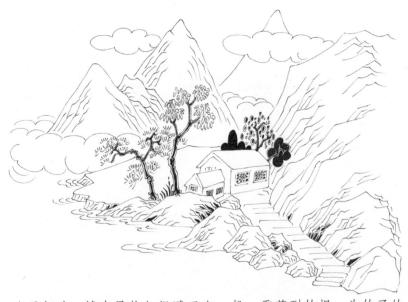

　　小雪初晴，城中景物如银雕玉砌一般。雪落到竹根，为竹子的生长提供了水分，瑞雪丰年，为明年春盘中的蔬菜隔绝了寒冷。平时事务繁忙，很少有外出交游的时候，心中无忧无虑，酒量也很大。听说梨花已经默默开放了，还是去踏着雪化后的春泥去观赏一番吧。

小雪日观残菊有感

元·方回

欲雪寻梅树，余霜殢菊枝。

每嫌开较晚，不道谢还迟。

早惯饥寒困，频禁盗贼危。

少陵情味在，时讽浣花诗。

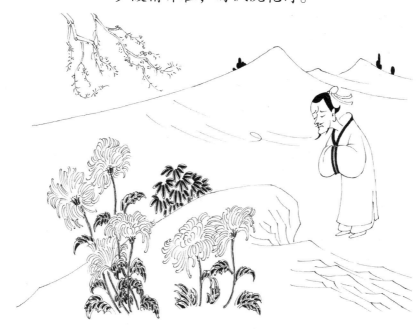

　　天气将要下雪了，梅花快要开放了，残霜还挂满菊枝。人们常说菊花开得晚，却不晓得它落花时候也晚。人生也逢寒冬，早就习惯了饥寒交迫的时候，还有盗贼相威胁。这境况与满纸风霜的杜甫何其相似呀。

乌夜啼

宋·潘牥

无端小雪廉纤。入平檐。金鸭旋添龙饼，莫开帘。

寻梅约。开还落。可曾欢。合作一年春恨，上眉尖。

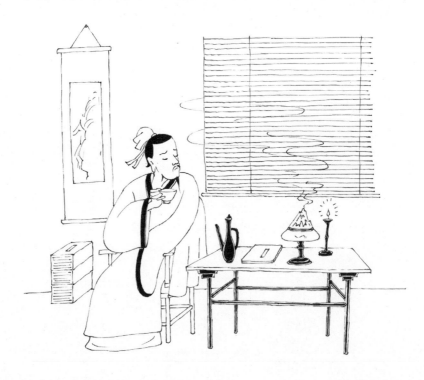

小雪无由地这样微小，落入了房檐之下。香炉里又添了一块香料，香气满室，不要打开门帘。帘外的梅花开开落落，它可曾有过高兴的时候。所有的忧愁啊，此刻一起涌上心头。

天气农时

冬降瑞雪兆丰年

　　小雪节气，菜农是会有收获的。农谚告诉人们："小雪铲白菜，大雪铲菠菜。"雪兆丰年。小雪节气雪下得多，收成就会好。正所谓："十月小雪雪满天，明年必定是丰年。""入冬雪盖三层被，来年枕着馒头睡。"

雪可分为三种，小雪、中雪和大雪。

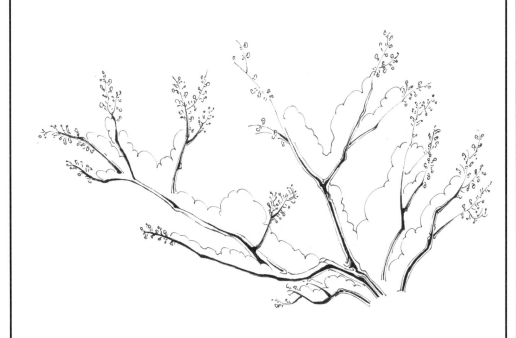

瑞雪兆丰年，适时的冬雪预示着来年是丰收之年。

小雪主要民俗

腌腊肉

民间有"冬腊风腌，蓄以御冬"的习俗。小雪后气温急剧下降，天气变得干燥，是加工腊肉的好时候。

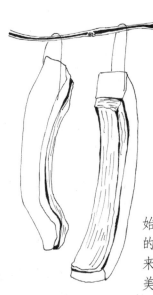

民间有"冬腊风腌，蓄以御冬"的习俗。小雪后气温急剧下降，天气变得干燥，是加工腊肉的好时候。

小雪节气后，农家开始做香肠、腊肉，把多余的肉类用传统方法储备起来，等到春节时正好享受美食。很多地方都有冬季吃腊肉的习俗。

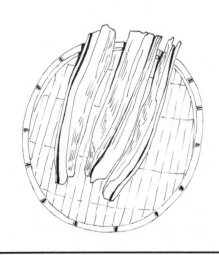

小雪过后，香喷喷的腊肉腊肠成了餐桌上受欢迎的美味。但如何让腊肉腊肠炒出的鲜嫩美味则要讲究方法：先把腊肉腊肠用水先煮一遍。然后，一定要用冷水下锅煮。这样才能让水分缓慢地渗入肉的组织中，让本来干瘪的腊肉腊肠变得更加滋润。

吃糍粑

　　在南方某些地方，还有农历十月吃糍粑的习俗。糍粑是用糯米蒸熟捣烂后所制成的一种食品，是中国南方一些地区流行的美食。

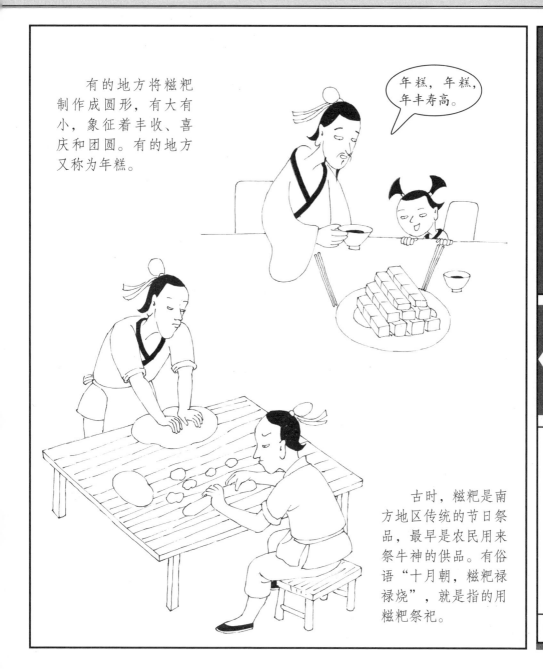

　　有的地方将糍粑制作成圆形，有大有小，象征着丰收、喜庆和团圆。有的地方又称为年糕。

年糕，年糕，年丰寿高。

　　古时，糍粑是南方地区传统的节日祭品，最早是农民用来祭牛神的供品。有俗语"十月朝，糍粑禄禄烧"，就是指的用糍粑祭祀。

晒鱼干

　　小雪时我国台湾中南部海边的渔民们会开始晒鱼干、储存干粮。乌鱼群会在小雪前后来到台湾海峡，另外还有旗鱼、鲨鱼等。

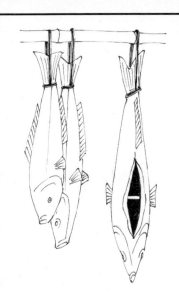

农谚道：十月豆，肥到不见头，是指在我国台湾嘉义县布袋一带，到了农历十月可以捕到"豆仔鱼"。

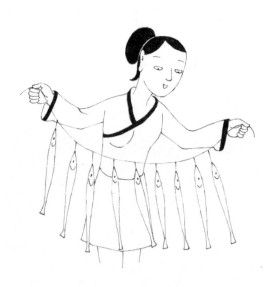

豉香蒸鱼干

材料：鱼干半条，姜1小块、蒜2瓣、干辣椒2个、豆豉、白糖、酱油、盐、葱花各少许。

制法：将鱼干切成小块；姜、蒜、豆豉、辣椒干剁碎。锅内放油烧热，下姜蒜炒出香味，然后将姜蒜铺在鱼干上，加入少许的白糖、酱油，放蒸锅内大火蒸15分钟，最后撒上葱花即可。

吃刨汤

吃"刨汤"是土家族的风俗习惯。在"杀年猪，迎新年"民俗活动中，把用热气尚存的上等新鲜猪肉精心烹饪而成的美食称为"刨汤"。

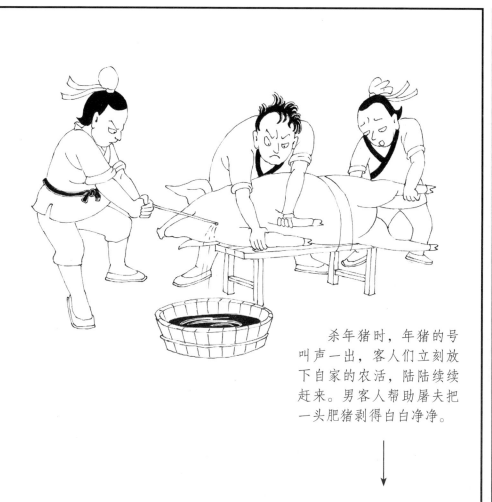

杀年猪时，年猪的号叫声一出，客人们立刻放下自家的农活，陆陆续续赶来。男客人帮助屠夫把一头肥猪剥得白白净净。

屠夫刚把年猪剥净往案板上一搁，好客的主人就吩咐屠夫，砍下一块肥硕的刀头肉做"刨汤肉"。

转眼工夫，排骨萝卜、回锅肉、肠肝肚肺、猪血旺，油亮香浓的"刨汤肉"菜肴摆满了桌面，清香四溢。

腌菜

　　老南京有句俗语，"小雪腌菜，大雪腌肉"。过去受条件所限，冬天新鲜蔬菜很少，价格也贵，因此大家习惯于在小雪前后腌菜，冬天就靠着这些腌制食品下饭。

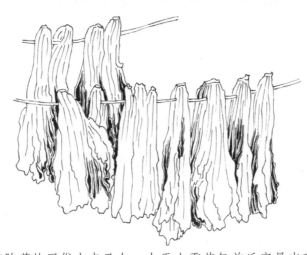

　　小雪腌菜的习俗由来已久。由于小雪节气前后容易出现霜降天气，被霜打过的菜容易软化，加上这个时段的温度偏低，比较适合腌制咸菜，因此人们通常都会选择在这个时段腌菜，以备在冬天新鲜蔬菜减少时享用。

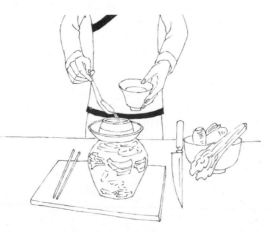

腌制法 主要利用高浓度盐液来保存蔬菜，并通过腌制，增进蔬菜风味。

泡制法 在低浓度盐下，利用乳酸菌发酵蔬菜内部糖分生成乳酸，从而达到保存蔬菜的目的，并赋予蔬菜以特殊的风味。

糖醋制法 蔬菜经过盐腌后，浸入配制好的糖醋液中，使制品甜酸可口，并利用糖醋的防腐作用保存蔬菜。

酱制法 经过盐腌的蔬菜，浸入酱内进行酱渍，使酱液的鲜味、芳香、色泽及营养物质等渗入蔬菜组织内，增加其风味。

蜜汁蒜

材料：蒜头 50 千克、白糖 20 千克、食醋 15 千克、桂花 1 千克，食盐适量。

制法：将大蒜扒皮、去须，入缸用清水浸泡。第 2 天换水，第 3 天捞出沥干。将煮好的配料汤晾凉，倒入蒜缸内浸渍。隔 3 ~ 4 天倒 1 次缸，倒 3 ~ 4 次后封缸。2 个月后即为成品。

酱黄瓜

材料：咸黄瓜 50 千克、甜面酱 35 千克。

制法：将咸黄瓜放入清水中浸泡脱盐，夏季浸泡 10 小时，冬季浸泡 14 小时，每天打耙 2 次，捞出控去水分，放入甜面酱缸内，15 天后即为成品。

酱茄子

材料：茄子 50 千克、甜面酱 35 千克。

制法：掰掉圆茄的蒂、把，放入水中用新砖蘸水磨去老皮，但不露籽。磨后用木钎打 4 个穿透的孔，放入浓度 25% 食盐水中浸泡 4 ~ 5 天。捞出控干放入酱缸内，每天打耙 2 次，15 天后即为成品。

酱姜片

材料：咸洋姜 50 千克、甜面酱 40 千克。

制法：将咸洋姜切成 3 毫米厚的片，用清水浸泡 12 小时后捞出，控去水分。放入次面酱缸内，每天打耙 2 次。4 ~ 5 天后捞出，放入甜面酱缸内，每天打耙 2 次。15 天即为成品。

小雪养生大攻略

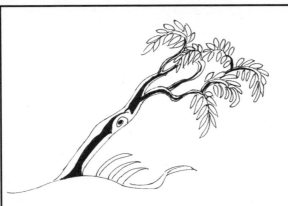

小雪温补肾阳，确保来年阳气十足

女性进补，理当气血双补

冬季美容食疗方

舒缓运动亦能养足气血

小雪温补肾阳，确保来年阳气十足

对于小雪节气，《月令七十二候集解》这样记载："十月中，雨下而为寒气所薄，故凝而为雪。小者未盛之辞。"此时虽然开始下雪，一般雪量较小，并且夜冻昼化。但如果冷空气势力较强，暖湿气流又比较活跃的话，也有可能下大雪。此时我们应做些深冬养生的准备。

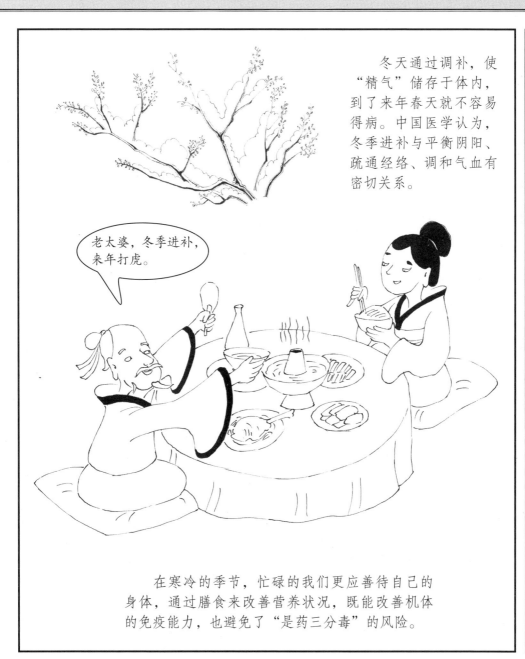

冬天通过调补，使"精气"储存于体内，到了来年春天就不容易得病。中国医学认为，冬季进补与平衡阴阳、疏通经络、调和气血有密切关系。

老太婆，冬季进补，来年打虎。

在寒冷的季节，忙碌的我们更应善待自己的身体，通过膳食来改善营养状况，既能改善机体的免疫能力，也避免了"是药三分毒"的风险。

加强饮食补养

小雪时节后，饮食进补以温热为主。同时，还应多食滋补津液，润肠除燥的食物，尤其是萝卜。

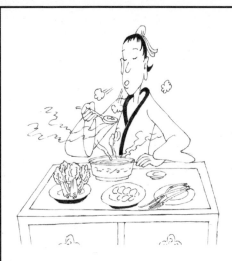

小雪时节后，饮食进补以温热为主，多吃一些具有补阳助火、温肾助阳的食物，如狗肉、羊肉、虾类、鹿肉等，但同时要防止吃得过于燥热。

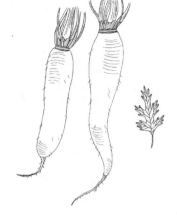

冬天里的萝卜最清热。而冬季，人们往往吃肉较多，吃肉则易生痰，易上火。在吃肉时搭配一点萝卜，或者做一些以萝卜为配菜的菜，不但不会上火，还会起到很好的营养滋补作用。

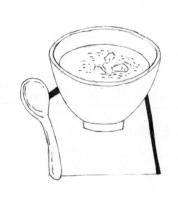

那些看似很普通的黑色食物，不仅营养丰富，而且大多性味平和，补而不腻，食而不燥，特别是胃肠功能不好、容易上火、体质虚弱者，如果每天食一碗黑米和黑豆煮的粥，既补肾，又养胃。

冬季补肾顺应天时，黑色食品要多食

在中医的五色五形理论中，黑色独入肾经，能够益肾强肾，靠黑色的食物来补肾正是"顺应天时"的最佳表现。因此，人们不妨在冬季多吃些黑芝麻、黑米、黑枣、黑大豆、黑木耳、海带、香菇、发菜、乌骨鸡、豆豉等。

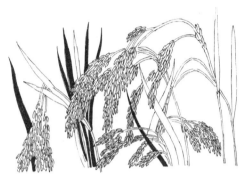

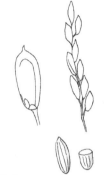

黑米是滋补佳品，有"开胃益中，健脾暖肝，明目活血，滑涩补精"等作用，可治少年白发，供孕妇、产妇补虚养身。长期食用黑米，可以促进睡眠，还可治疗头昏、目眩、贫血、白发、眼疾及腰腿酸软等症。

黑芝麻有养肤、乌发、补血、明目、补肝肾、祛风、润肠、生津、通乳、养发等功效，中医学认为，黑芝麻是极佳的美容食品。现代饮食科学证明，由于其富含不饱和脂肪酸、维生素E、钙，故有助于降低胆固醇，防止高血压。

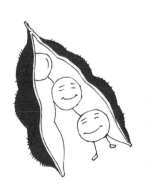

黑豆又名乌豆，味甘性平，入脾经、肾经。传统中医学认为，黑豆有助于抗衰老，具有医食同疗的特殊功能。黑豆被古人誉为肾之谷，黑豆味甘性平，不仅形状像肾，还有补肾强身、活血利水、解毒、润肤的功效，特别适合肾虚患者。

紫菜含丰富的钙、铁元素，不仅有益于治疗妇女儿童贫血，而且可以促进儿童和老人的骨骼、牙齿生长和保健。紫菜中还含有丰富的胆碱成分，有增强记忆力的作用。

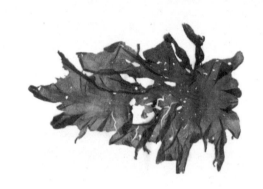

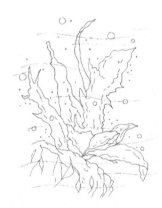

海带素有"长寿菜"的美誉。海带上附着的一层白霜似的白粉，是贵重的药用物质甘露醇，具有降低血压、利尿和消肿的作用。海带中还含有大量的多不饱和脂肪酸EPA，能使血液的黏度降低，减少血管硬化，常吃能够预防心血管方面的疾病。

黑木耳为食用菌上品，是极好的防癌食品，由于其纤维素含量极高，能很好地清除血管内的垃圾和致癌物质，预防心脑血管疾病，并且稀释大肠中的致癌物质，有助于预防大肠癌。黑木耳还有调节血糖、降低血液黏稠度、降低血胆固醇的作用。吃黑木耳可以补肾固精、利尿消石，常用于肾结石等症。

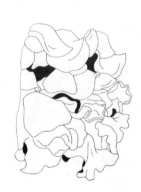

强肾壮腰功：手足前后固肾腰

　　肾主水，藏精，主纳气，生命门之火，主骨生髓，同于脑。肾是主宰人体生殖、生长、发育及维护水液代谢平衡的重要脏器，是人体生命得以继续呈现的能源动力。本部功法通过"手足前后"、弯腰、屈膝、按摩肾腰的习练以调理肾经、膀胱经，达到强肾壮腰之目的。

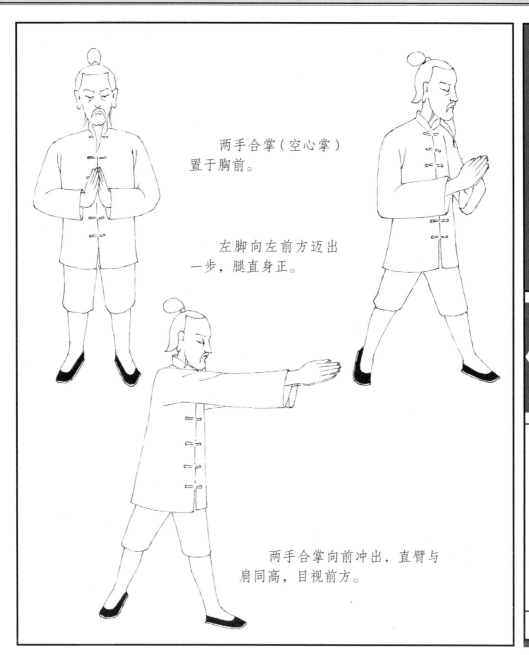

两手合掌（空心掌）置于胸前。

左脚向左前方迈出一步，腿直身正。

两手合掌向前冲出，直臂与肩同高，目视前方。

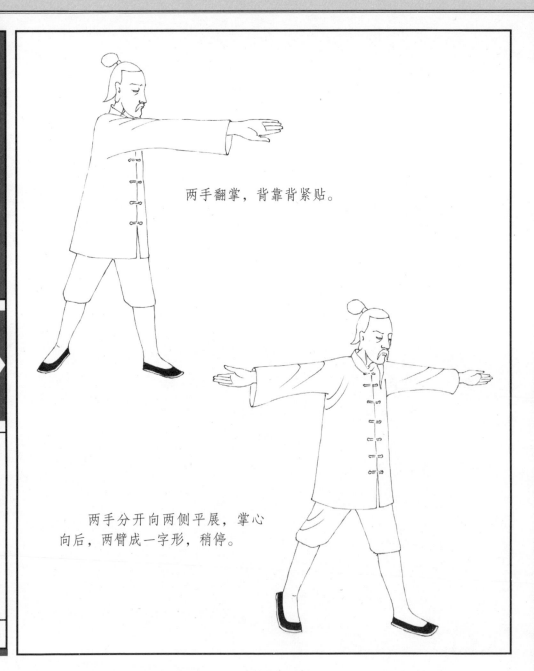

两手翻掌，背靠背紧贴。

两手分开向两侧平展，掌心向后，两臂成一字形，稍停。

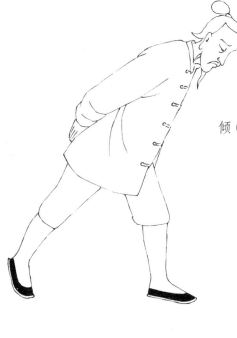

前腿屈膝成左前弓步，身体前倾（但不要弯腰勾头），目视前方。

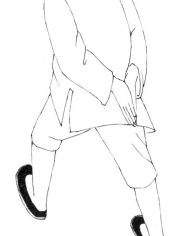

同时，两手直臂向后搂抱至尾椎部，合掌，稍停。

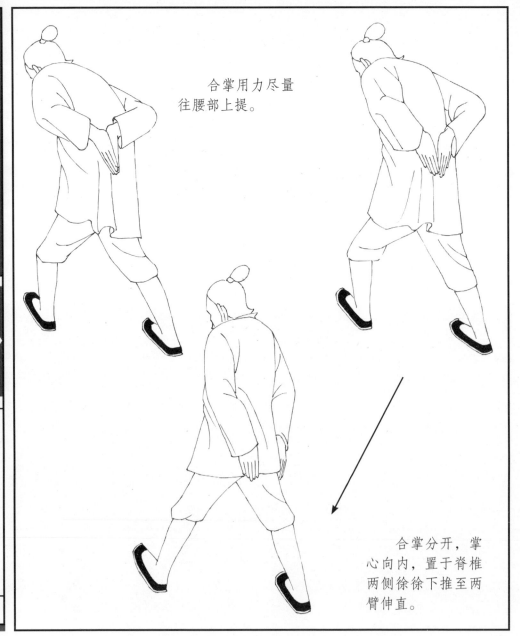

合掌用力尽量
往腰部上提。

合掌分开，掌
心向内，置于脊椎
两侧徐徐下推至两
臂伸直。

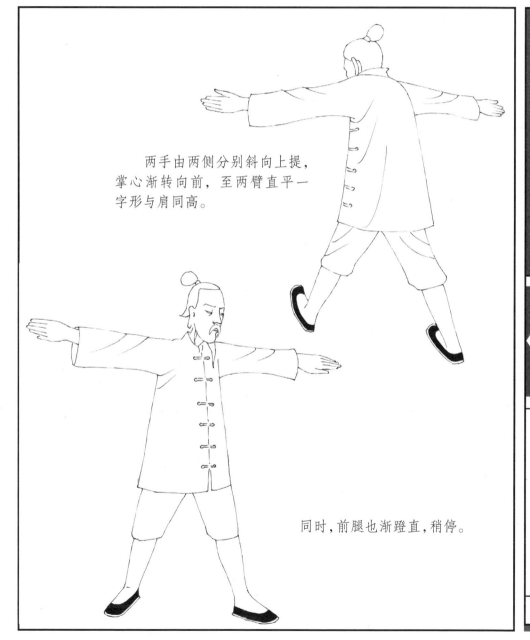

两手由两侧分别斜向上提，掌心渐转向前，至两臂直平一字形与肩同高。

同时，前腿也渐蹬直，稍停。

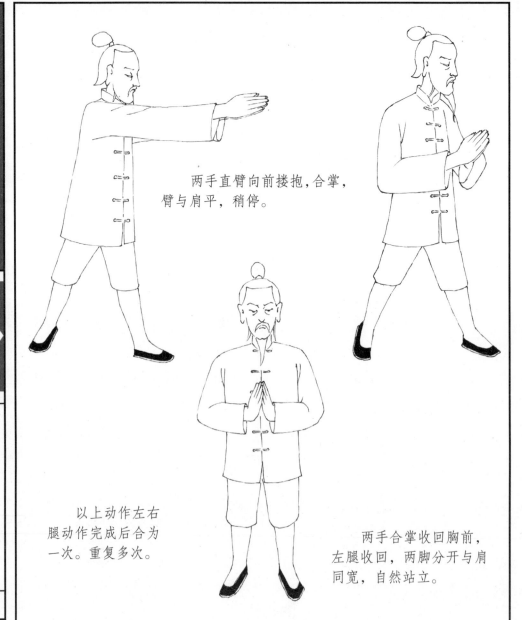

两手直臂向前搂抱，合掌，
臂与肩平，稍停。

以上动作左右
腿动作完成后合为
一次。重复多次。

两手合掌收回胸前，
左腿收回，两脚分开与肩
同宽，自然站立。

男性滋补，肾为"重头戏"

男性总以为自己拥有一副铜头铁臂的好身板，所以经常忽略进补，觉得那不是男人的事情。其实男性也要滋补，首要目标是滋补肾脏。

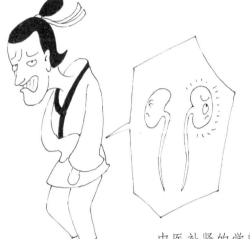

肾虚的表现：尿频、尿急、小便清长等；性功能降低，性欲减退，阳痿或勃起而不坚硬；精神不佳，健忘失眠，精力不足，烦躁焦虑，抑郁等。

中医补肾的学问其实很讲究。比如，肾阴虚和肾阳虚进补则是大有不同。所以对症进补才能真正有益于健康。

肾阳虚——主寒

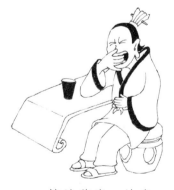

精神萎靡，神疲力乏，嗜睡

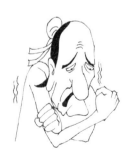

手脚冰凉，畏寒怕冷

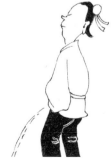

夜尿频多，阳痿早泄

肾阴虚——主热

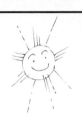

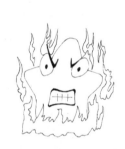

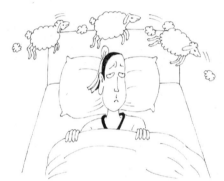

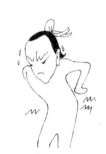

心烦易怒，手心出汗　　　　失眠多梦，盗汗　　　　遗精早泄，腰膝酸软

《名医别录》及《滇南本草》中都说到"粟米养肾气"，李时珍还说："粟，肾之谷也，肾病宜食之，煮粥食益丹田，补虚损"。

《本草纲目》说牛髓能"润肺补肾，泽肌，悦面"。即牛髓有润肺，补肾，益髓的作用。

泥鳅是补肾食材中的佼佼者，泥鳅中含有特殊的蛋白质，对精子合成有很大作用。同时富含脂肪、钙、磷、铁、维生素、烟酸等元素，加之泥鳅肉味甘美，为人所好，常吃泥鳅对于成年男子调节性功能、滋补强身大有裨益。

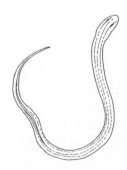

熬夜的男人要补精养脑

熬夜会损伤男人的身体，经常熬夜会使人精神不振，大脑迟钝。在不得不熬夜时，熬夜前后都做好准备和保护是十分必要的，至少可以把熬夜对身体的损害降到最低。

平常睡前一个半小时吃小米粥、苹果和橙子、珍珠粉加热牛奶、蜂蜜加柠檬、莲子百合糖水等，都会大大改善睡眠质量。

另外，每天用60℃左右的水泡脚15分钟，也是不错的好方法。

除此之外，睡眠之前看太紧张的电影、书或吃东西，这些不良习惯对于常挑灯夜战的男性来说都是极为不利的。

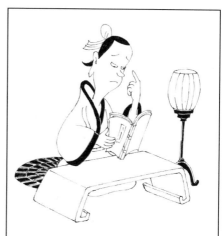

熬夜到子时阳气开始升发，人就会开始变得越来越精神，难以入睡。

熬夜，很容易导致人阴阳失衡，而为了让身体达到一个阴阳平衡的状态，平时可以对症煲汤养生：

熬夜后干咳、失眠、心烦、心悸者	应服用莲子百合煲瘦肉，它具有清心润肺、益气安神之功效。
口燥咽干、牙龈肿痛、手足心热者	应食用生地黄、鸭蛋，可以滋阴清热、生津止渴。
熬夜后肌肉酸痛、颈部胀痛者	应服用粉葛生鱼汤等。

泡脚是养肾的最好方法之一

中国民间有个说法叫"热水泡脚，赛吃人参"。我国传统中医文献也早有记载："一年四季沐足：春天洗脚，开阳固脱；夏天洗脚，暑理可祛；秋天洗脚，肺润肠蠕；冬天洗脚，丹田湿灼。"老年人养生最关键就是养肾。

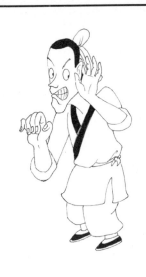

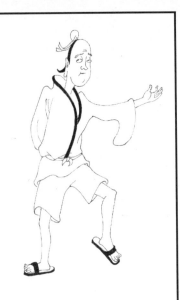

老年人身体的各项功能都在退化，最明显的就是肾虚、肾衰。肾不好的人，容易出现脱发落发、耳鸣耳聋、头昏眼花、牙齿松动、消化不良、便秘、失眠、关节麻木等症状。

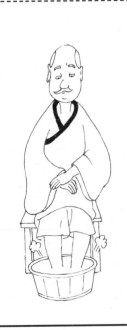

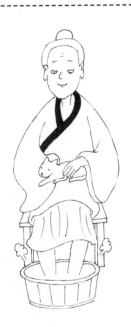

通过泡脚可以刺激足部的太冲、隐白、太溪、涌泉及踝关节以下各穴位，从而收到滋补元气、调理脏腑、疏通经络、促进新陈代谢及延缓衰老的功效。

进补过度，警惕阳痿

对于男性，不合理地进补，不仅无法根治阳痿，反而有损健康，正所谓物极必反、过犹不及，进补过度有时反倒是造成阳痿的元凶。出现阳痿，千万不可依赖于壮阳药之类的药物，因为即便是在药物作用下，一时表现出生龙活虎之态，但那也是昙花一现的表面现象，进一步讲，更是对生命的透支，长期食用，不仅无益于阳痿康复，甚至还会带来难以消除的副作用。

中医认为，肾虚导致的阳痿只是阳痿的一种，其症状多表现为怕冷、腰膝酸软、大便稀。

→ 这种阳痿多数是过度纵欲造成肾阳损耗过度的结果，这时候选用鹿茸、鹿鞭、人参之类的中药是合理的。

中医认为，有时阳痿，还表现为口苦、心烦易怒、腰痛、会阴胀痛、小便黄。

→ 这种情况大多由于饮食过于油腻或吸烟喝酒过度导致的，这时候只能选用清利肝胆湿热的药物，像龙胆草、黄芩、黄柏等。

精神紧张或药物副作用等原因也会引起阳痿。

→ 这时若是急于补肾，反倒是画蛇添足了，恰恰是不去盲目服用补肾药物，而是缓解精神紧张或停止使用一些药物，阳痿便会不治而愈。

生活压力下导致心火旺盛，从而耗伤肾阴，也会造成阳痿，这一类患者多表现为怕热、腰膝酸软、失眠多梦。

→ 这时则选用生地黄、白芍、山芋肉等清心滋肾的药物，才是对症下药。

凡此种种，不难发现，阳痿不单是肾虚所致，如果盲目地服用补肾壮阳的药物，显然会南辕北辙，使病情加重。

女人也需要补肾

　　在普通人的眼里，肾虚似乎都是针对男人的。其实，这是个错误的观点，肾虚不是男人的"专利"，女人和男人一样，也很容易患上肾虚。

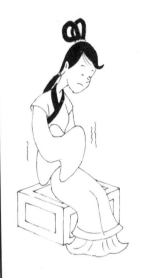

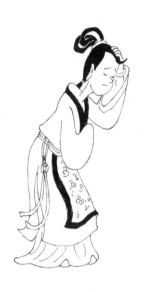

　　肾阳虚的女性特别怕冷，易伤风感冒，精神不振，皮肤干燥、黯淡无光，脸上易长黄褐斑，脱发，出现不孕、性欲淡漠等。

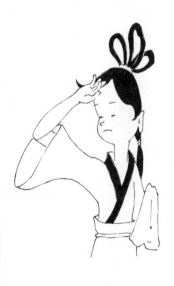

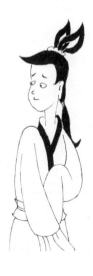

　　肾阴虚的女性则会感觉腰膝酸软、经常头晕耳鸣、手心足心发热、便秘等，甚至出现月经延期、月经量少、闭经等症状。

健康顺时生活立冬·小雪大雪篇

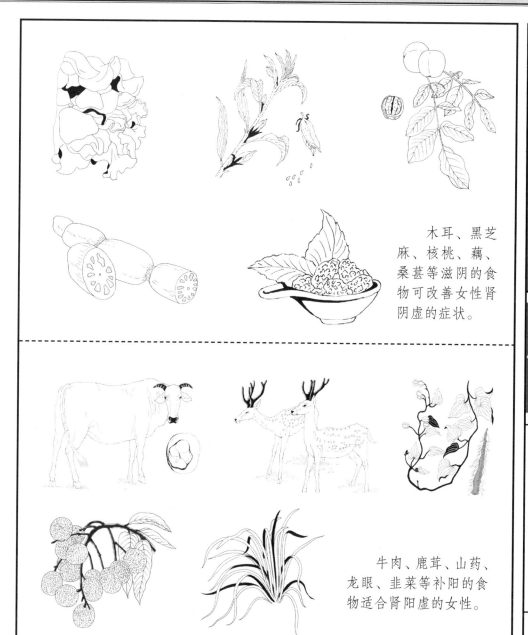

木耳、黑芝麻、核桃、藕、桑葚等滋阴的食物可改善女性肾阴虚的症状。

牛肉、鹿茸、山药、龙眼、韭菜等补阳的食物适合肾阳虚的女性。

女性进补，理当气血双补

小雪前后，天气时常是阴冷晦暗的，很多女性会因寒邪侵体、气血亏虚而使面色无华，且还伴有失眠、头晕等症状，这些情况多由气血亏虚所致。

中医解读气血

《黄帝内经》记载："人之所有者，血与气耳""气为血之帅，血为气之母"。气血的盛衰和运行畅通与否，直接影响着人体健康。

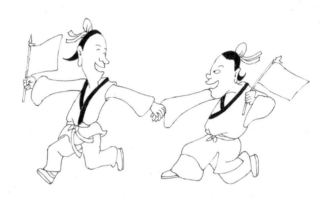

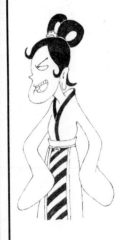

气足则血行畅顺，血足则气行健旺。如果气血不足，则不能滋养头目，上荣于面，会出现头晕眼花、面色苍白、毛发枯黄等症；还会引起皮肤粗糙、手足发麻、月经不调、性欲冷淡、早衰易老等现象。所以，对于女性而言，如果不注意补养气血，很多疾病就会主动找上门来，并且影响你的容颜。

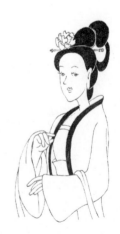

脸色苍白则血气不足

正常人的面色白里透红，明润光泽。而与正常肤色相比较为淡白则属于一种病态，是因气血不足、寒气太重所造成的。

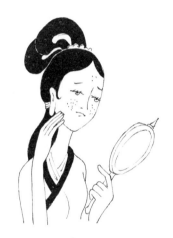

血气不足脸色苍白

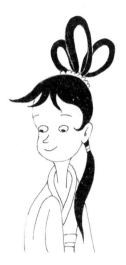

血气足脸色红润

血虚不仅要补血，还应补气。只有气血通畅，才能改善血虚、面色苍白等症状。

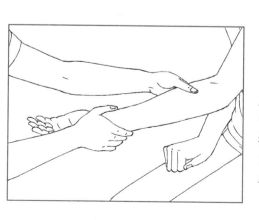

小海穴位于人体的肘内侧，用拇指指腹适度按压，每次按压1～3分钟即可，早晚各1次。

小海穴有活血通络、润肠补气的作用。经常按摩此穴位，可以调理气血，改善面色。

寒冬季节注意补充气血

　　寒冬季节阴盛阳衰，人体极易受低温的影响，生理功能会发生变化。对于特殊人群，如风湿免疫性疾病患者，原本体质虚弱，但为了避免出现气、血、阴、阳亏虚的症状，不妨选择张仲景的《金匮要略》中的"当归生姜羊肉汤"来补充气血。

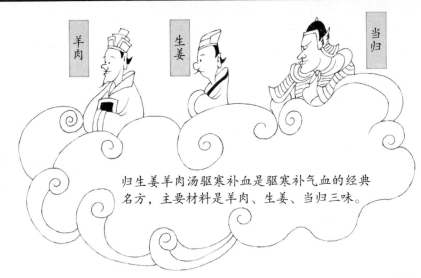

归生姜羊肉汤驱寒补血是驱寒补气血的经典名方，主要材料是羊肉、生姜、当归三味。

　　对于贫血患者、怕冷的人、女性产后气血两亏的修补也很有帮助。另外，这道药膳还对体质虚寒的患者、类风湿性关节炎患者、系统性红斑狼疮患者、风湿免疫性疾病患者，有辅助调理、缓解病痛的作用。

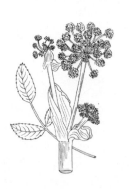

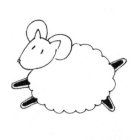

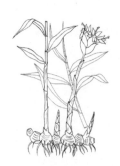

　　当归有活血养血补血的作用，是常用的补血药材。

　　羊肉具有温补功效，配以两者即可起到驱寒温中补气血的作用，达到最好的食疗效果。

　　生姜则能温中散寒、解表发汗。

当秋冬之际，人体功能趋于内敛，吸收功能更为活跃和旺盛。此时选择合理食材进补更易为人体消化吸收和利用。

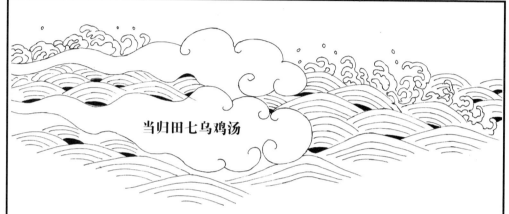

当归田七乌鸡汤

乌鸡1只，当归15克，田七5克，生姜适量。先将当归和田七浸泡于水中然后洗净，把当归、田七、生姜放入乌鸡内，加入适量的盐及清水。水的高度以没过乌鸡为宜，合盖。锅烧开后，上锅隔水大火蒸约3小时，待汤料烂熟后即可。

此汤能补血祛瘀，但感冒、烦躁者不宜食用。

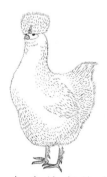

乌鸡具有补虚劳、强筋健骨的功效。

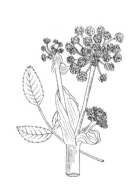

当归有补血、活血、润肠、通便的功效。

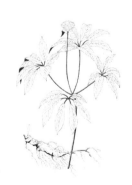

田七可止血化瘀、消肿止痛。

多食五谷，少食肉，保持规律生活

　　规律的生活是补气血的不二之选：饮食规律，准时吃饭，细嚼慢咽，多吃主食，肉要少吃，八分饱即可。

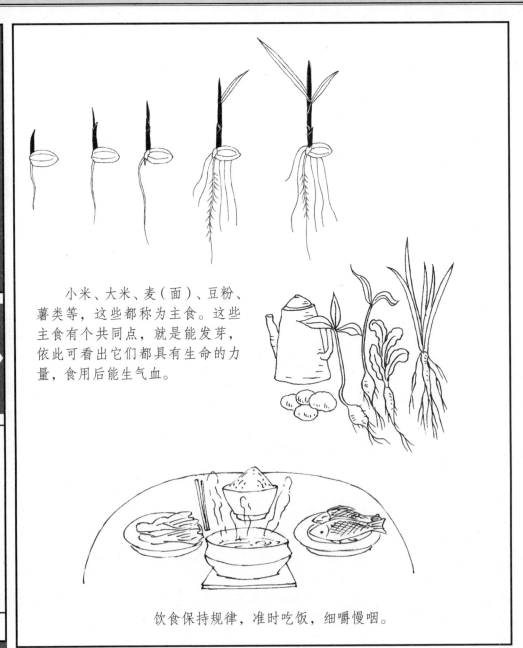

　　小米、大米、麦（面）、豆粉、薯类等，这些都称为主食。这些主食有个共同点，就是能发芽，依此可看出它们都具有生命的力量，食用后能生气血。

饮食保持规律，准时吃饭，细嚼慢咽。

图解百姓天天养生丛书

健康顺时生活立冬小雪大雪篇

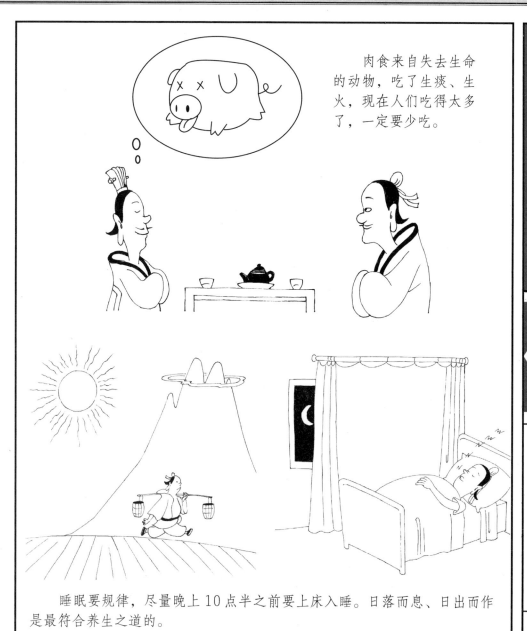

肉食来自失去生命的动物，吃了生痰、生火，现在人们吃得太多了，一定要少吃。

睡眠要规律，尽量晚上10点半之前要上床入睡。日落而息、日出而作是最符合养生之道的。

本式强力伸展了头部及后颈，对头部血管的血液循环有很大的促进作用，具有预防耳鸣、头晕、头痛、神经衰弱等功效。

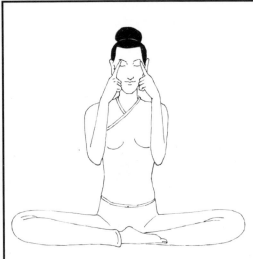

1.以两手示指分别按压鱼腰穴，鱼腰穴位于额部，瞳孔直上，眉毛正中，先按压再轻揉，力度适中即可。

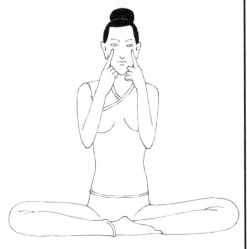

2.以两手示指轻轻揉按承泣穴，承泣穴位于瞳孔直下，当眼球与眶下缘之间。

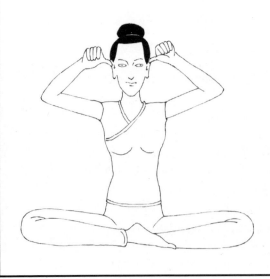

3.以双手拇指顶住两侧太阳穴，其他四指握成拳状，以拇指为原点，轻揉太阳穴各20次。

上直角式——灵活、增强关节柔韧性：寒冷的冬季，人们由于怕冷往往穿得很厚，感觉行动笨拙。如此，大大局限了运动能力和身体状态。下面针对关节僵硬展开的瑜伽练习，可以快速增加身体的柔韧性，并掌握更多的运动技巧。

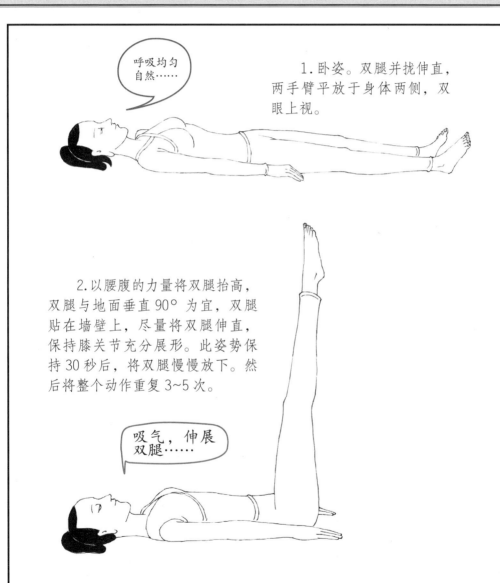

呼吸均匀自然……

1.卧姿。双腿并拢伸直，两手臂平放于身体两侧，双眼上视。

2.以腰腹的力量将双腿抬高，双腿与地面垂直90°为宜，双腿贴在墙壁上，尽量将双腿伸直，保持膝关节充分展形。此姿势保持30秒后，将双腿慢慢放下。然后将整个动作重复3~5次。

吸气，伸展双腿……

本式能够很好地按摩脊柱，缓解脊柱关节僵硬。同时膝关节得到了充分伸展，使双膝更为灵活，大大增强了关节的柔韧性。

铲斗式、鸽子式，促进血液循环，消除身心疲惫：瑜伽理论认为，整个身心健康中当属神经系统的健康最为重要。而对神经系统健康最有益的莫过于瑜伽练习和瑜伽冥想法。长期习练瑜伽可以在短时间内让亢奋的神经系统归复平静，并恢复正常的功能。因此，瑜伽是缓解压力的不二法门。

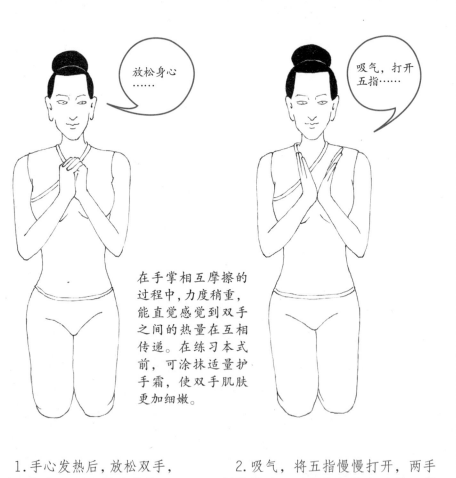

放松身心……

吸气，打开五指……

在手掌相互摩擦的过程中，力度稍重，能直觉感觉到双手之间的热量在互相传递。在练习本式前，可涂抹适量护手霜，使双手肌肤更加细嫩。

1.手心发热后，放松双手，然后五指交叉用力握成拳状，同时两手心尽量贴紧。

2.吸气，将五指慢慢打开，两手心保持紧贴，以意念想象自己的五指就像一朵盛开的花朵，尽量地开放着。呼气，将五指慢慢合拢，然后再紧握在一起。此动作重复5~10次。

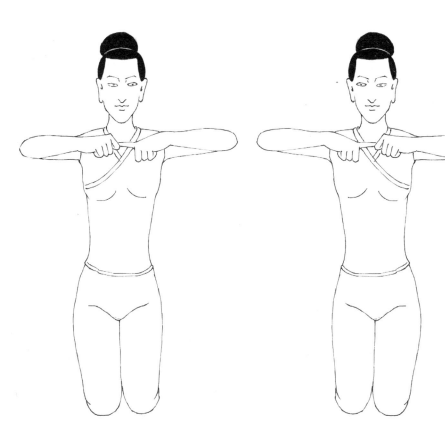

3. 双手分开，右手握住左手手指，逐个由指根向指尖拉伸。

4. 然后再用左手握住右手手指，逐个由指根向指尖拉长。然后整个动作重复练习 3~5 次。

本式瑜伽增强了手指与手掌之间的摩擦力，大大促进了手部血液循环，使手部冰冷得到了大大的改善。

铲斗式——消除大脑疲劳：此姿势将内脏颠倒过来，放松所有内脏器官。一股新鲜血流流入脑部，增加了血液中氧的含量。脊柱神经受到滋养，安神、补气。消除紧张的神经，清新头脑。

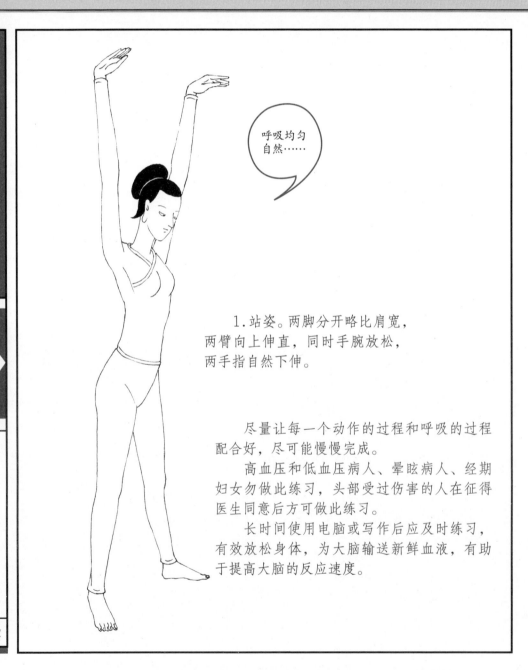

1.站姿。两脚分开略比肩宽，两臂向上伸直，同时手腕放松，两手指自然下伸。

尽量让每一个动作的过程和呼吸的过程配合好，尽可能慢慢完成。

高血压和低血压病人、晕眩病人、经期妇女勿做此练习，头部受过伤害的人在征得医生同意后方可做此练习。

长时间使用电脑或写作后应及时练习，有效放松身体，为大脑输送新鲜血液，有助于提高大脑的反应速度。

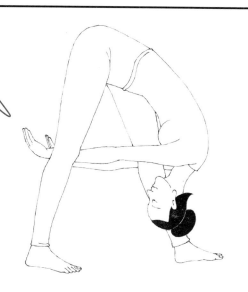

深吸气后呼气
弯腰……

2. 深吸气，呼气时以腰为定轴，上半身快速向下回落，使腰部力量带动两臂在两腿之间像掘土机正在掘土一样，双臂前后摆动 6 次。

3. 吸气，以腰部为定轴，下背、中背及上背部，颈椎和头部依次向上直起，并恢复到初始姿势。

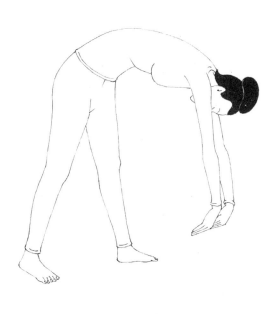

气功暖身式——温暖脊椎、椎间盘：温暖脊柱及椎间盘，增强了氧气的吸入量，使腹部器官得到了很好的保养。同时能够预防胃胀和肠胃不适。

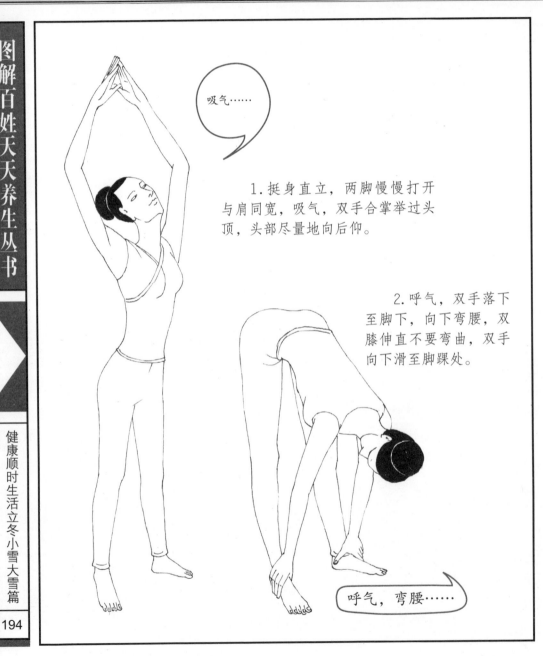

吸气……

1. 挺身直立，两脚慢慢打开与肩同宽，吸气，双手合掌举过头顶，头部尽量地向后仰。

2. 呼气，双手落下至脚下，向下弯腰，双膝伸直不要弯曲，双手向下滑至脚踝处。

呼气，弯腰……

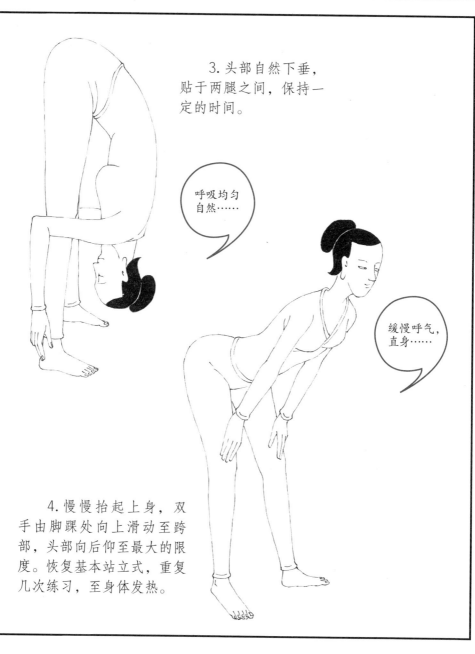

3.头部自然下垂，贴于两腿之间，保持一定的时间。

呼吸均匀自然……

缓慢呼气，直身……

4.慢慢抬起上身，双手由脚踝处向上滑动至跨部，头部向后仰至最大的限度。恢复基本站立式，重复几次练习，至身体发热。

冬季美容食疗方

冬季天气寒冷，吃火锅似乎成了人们的最爱。但食用火锅应适量、不宜过频，且应注意卫生，避免发生"火锅病"。

玫瑰猪蹄

材料： 玫瑰花15克，山楂30克，猪蹄1只，黄酒30克，生姜、红糖、食盐各适量。

制法： 先将猪蹄洗净切成块，然后将诸味同入锅，加清水用小火煮2小时，去药渣，加食盐再煮5分钟，加糖调味收汁即可取食。

功效： 理气通经，活血化瘀。

四物木耳汤

材料： 当归6克，熟地黄9克，白芍6克，川芎3克，大枣5枚，黑木耳（干）15克，红糖30克。

制法： 将诸药洗净切片并装入纱布袋；黑木耳水发后去杂质，然后同入锅加清水1000毫升，用文火煮1小时，去药袋后加红糖调味，煮沸后即可饮服。

功效： 补血活血，美容养颜。

人参莲肉汤

材料： 糯米200克，薏仁米50克，赤小豆30克，红枣20枚，莲子20克，芡实米20克，生山药30克，白扁豆15克。

制法： 将薏仁米、赤小豆、芡实米、白扁豆入锅内煮烂，再入糯米、红枣、莲子同煮。最后将去皮的生山药切小块，加入上述原料煎煮，以熟烂为度。

功效： 补气温脾，生津养血。

姜丝煎蛋

材料： 鸡蛋2枚，姜（切丝）适量，盐少许。

制法： 放下姜丝炒香铲起。烧热锅、入油1汤匙，将鸡蛋打入锅，慢火煎至半凝固时，放下半份姜丝，撒下少许盐，折成半月形，煎至两面黄色铲起上碟。

功效： 补益脾胃、滋阴润燥。

人参乌骨鸡

材料： 人参10克、净乌骨鸡1只、精盐少许。

制法： 将人参浸软切片，装入鸡腹，放入砂锅内，加盐、隔水炖至鸡烂熟即可。

功效： 适用于产后恶露不尽。

补血粥

材料： 鸡蛋2枚、花生仁60克、枸杞子12克、大枣10枚、红糖30克。

制法： 先将花生仁、枸杞子煮熟，之后加入大枣、鸡蛋同煮至熟，再放入红糖调味即可。

功效： 适于产后贫血。

驱邪通络酒

材料：刘寄奴、威灵仙、伸筋草、透骨草、鸡血藤、鹿角胶、怀牛膝、木瓜各30克。

制法：将诸药捣碎，装入细纱布袋中扎紧口，放入玻璃容器内，倒入50～60度优质白酒3000毫升，密闭浸泡半个月即可饮用。

功效：保暖驱寒，缓解疼痛。

驱寒活络汤

材料：制川乌、制草乌、土茯苓、透骨草、艾叶、威灵仙、川椒、白芷、元胡各10克，伸筋草、路路通、红花各15克。

制法：加水煎煮后，先以热气熏蒸，稍温再将腰髋及下肢、关节浸洗30分钟。

功效：活血散寒、通络止痛。

舒缓运动亦能养足气血

　　运动养生是补血养血很关键的一个重点，平时可练习瑜伽、太极拳、保健气功等舒缓运动。另外，传统中医学认为"久视伤血"，所以长时间坐在电脑前工作的职业女性，应该特别注意眼睛的休息和保养，防止因为过度用眼而耗伤身体的气血。

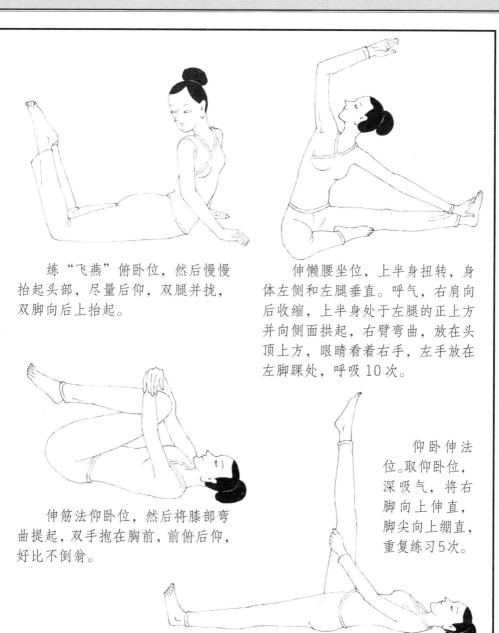

　　练"飞燕"俯卧位，然后慢慢抬起头部，尽量后仰，双腿并拢，双脚向后上抬起。

　　伸懒腰坐位，上半身扭转，身体左侧和左腿垂直。呼气，右肩向后收缩，上半身处于左腿的正上方并向侧面拱起，右臂弯曲，放在头顶上方，眼睛看着右手，左手放在左脚踝处，呼吸10次。

　　伸筋法仰卧位，然后将膝部弯曲提起，双手抱在胸前，前俯后仰，好比不倒翁。

　　仰卧伸法位。取仰卧位，深吸气，将右脚向上伸直，脚尖向上绷直，重复练习5次。

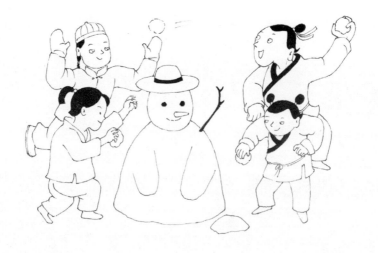

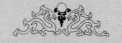

第四章

大雪节气话养生

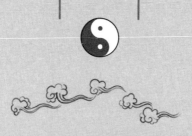

大雪节气思维导图

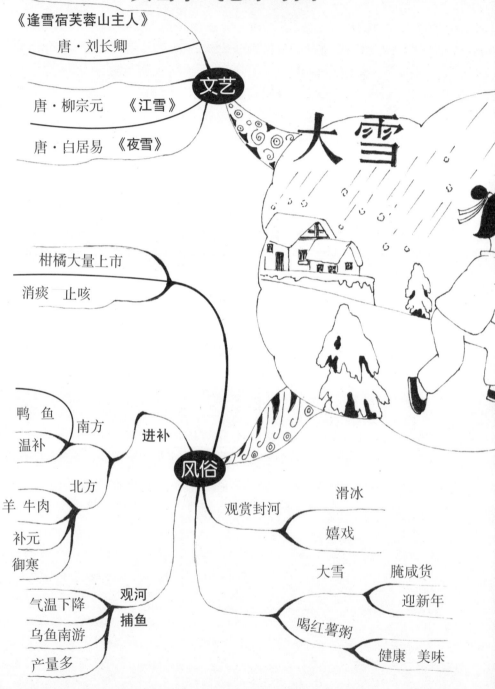

《逢雪宿芙蓉山主人》

唐·刘长卿

文艺

唐·柳宗元　《江雪》

唐·白居易　《夜雪》

大雪

柑橘大量上市

消痰　止咳

鸭鱼

温补

南方

进补

风俗

北方

羊 牛肉

补元

御寒

观赏封河

滑冰

嬉戏

气温下降

观河

捕鱼

大雪

腌咸货

迎新年

乌鱼南游

产量多

喝红薯粥

健康　美味

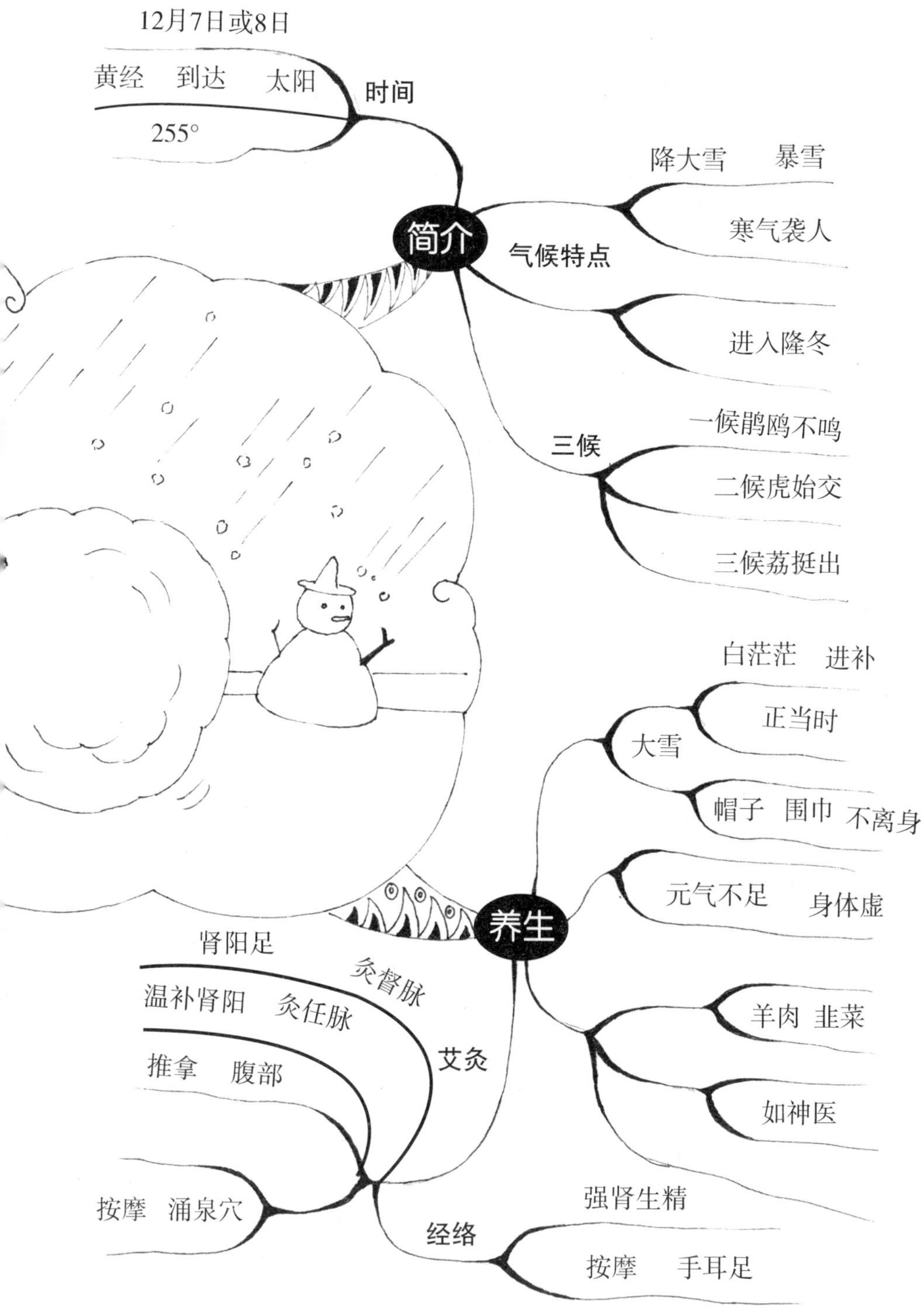

12月7日或8日

黄经 到达 太阳 —— 时间

255°

简介

气候特点
降大雪 暴雪
寒气袭人
进入隆冬

三候
一候鹖鴠不鸣
二候虎始交
三候荔挺出

养生

大雪
白茫茫 进补
正当时
帽子 围巾 不离身

元气不足 身体虚
羊肉 韭菜
如神医

艾灸
肾阳足 灸督脉
温补肾阳 灸任脉
推拿 腹部
按摩 涌泉穴

经络
强肾生精
按摩 手耳足

第一节

大雪节气要知晓

图解百姓天天养生丛书

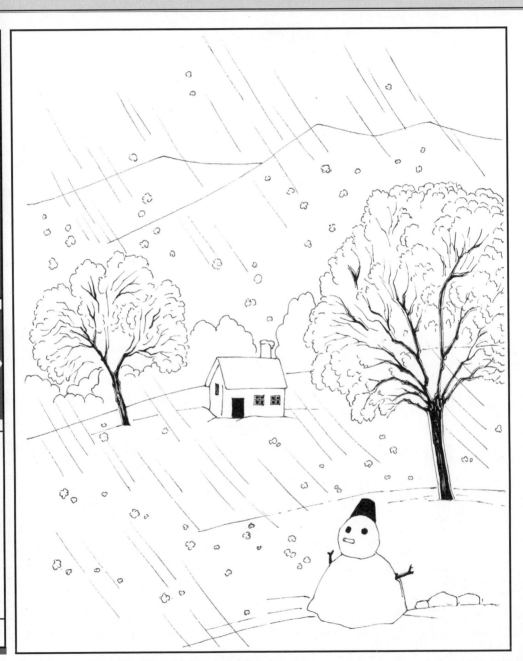

健康顺时生活立冬小雪大雪篇

星象物候

有芒作物已成熟

每年的12月7日或8日，太阳到达黄经255°时，即为大雪。大雪当晚七点，仰望星空，北斗七星的斗柄指向北偏西，即345°，古人称为壬的方向。

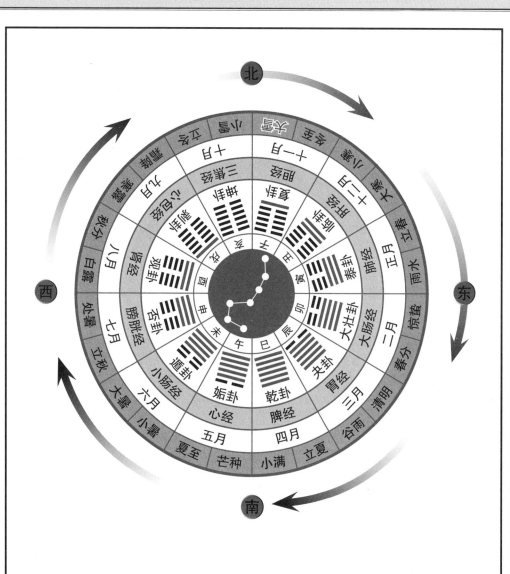

到了大雪这个节气，天气寒冷；阳气已有所萌动，阴气到了盛极而衰的时刻。在大雪到冬至的15天内，天地之间的气仍然较虚，所以养生的主题跟小雪节气一样，以温补为主。

大雪三候

一候鹖鸥不鸣，二候虎始交，三候荔挺出。

一候鹖鸥不鸣

鹖鸥即寒号鸟，此时因天气寒冷，寒号鸟也不再鸣叫了。

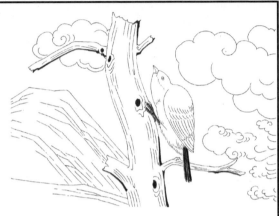

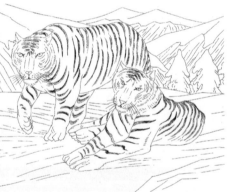

二候虎始交

阳气萌动，阴气由盛转衰，此时，老虎开始求偶。

三候荔挺出

"荔挺"为兰草的一种，也可简称为"荔"，也是由于感到阳气的萌动而抽出新芽。

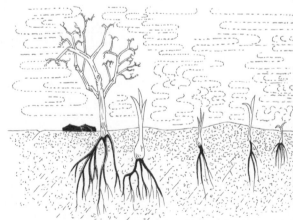

江雪

唐·柳宗元

千山鸟飞绝，万径人踪灭。

孤舟蓑笠翁，独钓寒江雪。

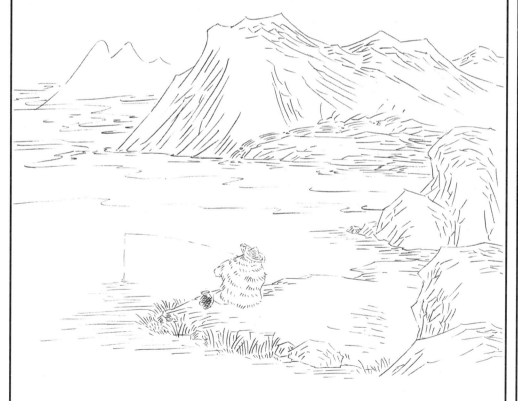

　　一个渔翁在大雪封山时，独自披着蓑笠垂钓，天地间仿佛只剩他一个，孤独而凄美。与其说渔翁钓的是鱼，不如说钓的是孤独。

夜雪

唐·白居易

已讶衾枕冷，复见窗户明。

夜深知雪重，时闻折竹声。

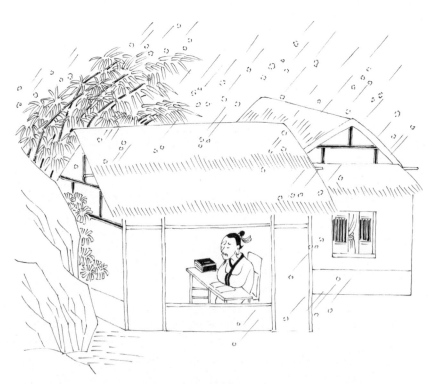

下雪了，被子枕头都是凉凉的，抬头看着窗台，被雪照得通明。雪越下越大，躺在床上，听到树枝折断的声音。

逢雪宿芙蓉山主人

唐·刘长卿

日暮苍山远，天寒白屋贫。

柴门闻犬吠，风雪夜归人。

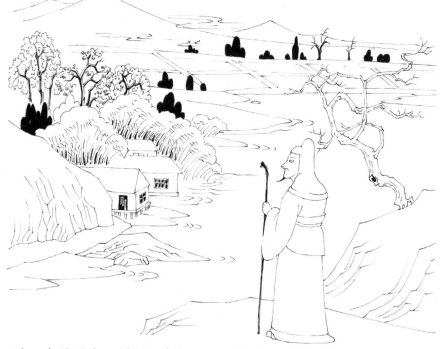

　　这一年的雪夜，刘长卿在赶路。天色暗了下来，苍山也越来越远，天气寒冷，茅草屋更显贫困，我借宿在这家茅草屋里。夜深时，听到柴门外有狗叫声，是主人家迎着风雪回来了。在雪天赶路，真不是个好差事。正苦寒之时，幸好碰到一个可以避雪的地方，真是幸运。愿你在雪天时，有朋友有避雪之地。

天气农时

降大雪甚至暴雪

大雪节气到来，在强冷空气前沿冷暖空气交锋的地区会降大雪，甚至暴雪，《月令七十二候集解》有"十一月节，大者盛也，至此而雪盛也"之说，故而将其称之为"大雪"。

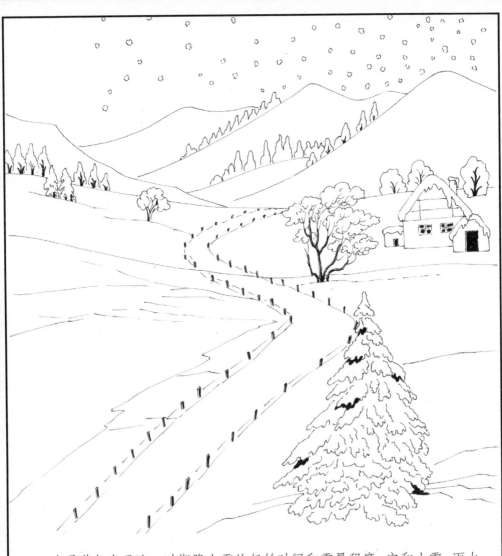

大雪节气表示这一时期降大雪的起始时间和雪量程度，它和小雪、雨水、谷雨等节气一样，都是直接反映降水的节气。大雪之后往往会有比较大的降水量，也就是雪下得大而且降雪范围广。大雪之后北方的气温普遍降到0℃以下，寒气袭人，进入隆冬。

大雪主要风俗

观赏封河

"小雪封地，大雪封河"，北方有"千里冰封，万里雪飘"的自然景观，南方也有"雪花飞舞，漫天银色"的迷人图画。到了大雪节气，河里的冰都冻住了，人们可以尽情地滑冰嬉戏。

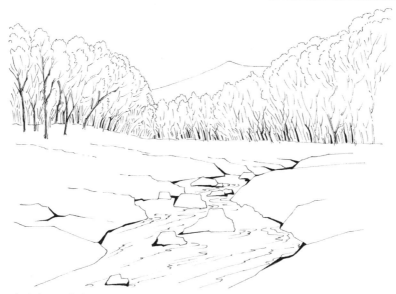

到了大雪节气，雪往往下得大、范围也广。在强冷空气前沿冷暖空气交锋的地区，会降大雪，甚至暴雪。北方人为迎接大雪节气到来，往往观赏封河。

大雪节气，北方地区已经是银装素裹，而堆雪人、溜冰、滑雪及滚雪球，是年轻人最喜爱的户外活动。

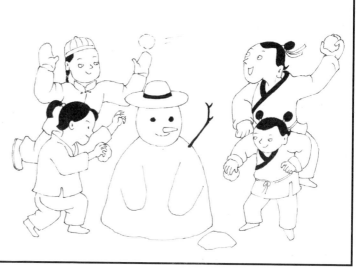

大雪腌肉

老南京有句俗语，叫作"小雪腌菜，大雪腌肉"。大雪节气一到，家家户户忙着腌制"咸货"。腌好后挂在朝阳的屋檐下晾晒干，以迎接新年。

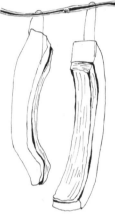

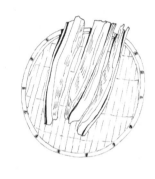

经过盐腌处理脱水后的肉，在冬日暖阳和猎猎风中，肉纤维中剩余的残留水分被蒸发，留下最坚实的蛋白纤维，时间酝酿的美味如此美好。用自家腌制的腌肉精心炖一锅热气腾腾的腌笃鲜，让人在寒冷的气候下也能渐渐暖和起来。

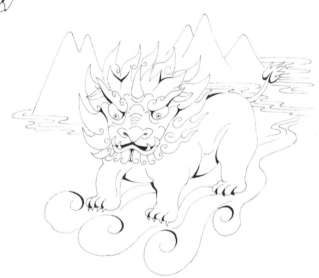

说起这腌肉的习俗，还有一个有趣的传说。相传中国古时候有一种叫"年"的怪兽，头长尖角，凶猛异常。"年"长年深居海底，每到除夕，都会爬上岸来伤人。人们为了躲避伤害，每到年底，就足不出户。因此在"年"出来前，就必须储备很多食物。肉、鱼、鸡、鸭等肉类食品无法久存，人们就想出了把这些肉类食品腌制存放的方法。

喝红薯粥

鲁北民间有"碌碡顶了门，光喝红黏粥"的说法，意思是天冷不再串门，只在家喝暖乎乎的红薯粥度日。

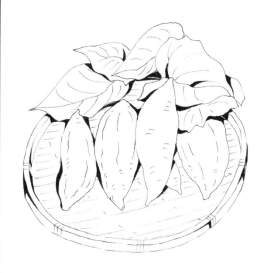

《本草纲目》有"红薯，补虚乏，益气力，健脾胃，强肾阴"的说法。现代医学认为，红薯富含蛋白质、氨基酸、膳食纤维、胡萝卜素以及多种维生素，同时红薯可有效地防止钙流失。

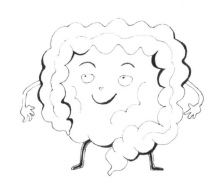

此外，红薯中含有大量的膳食纤维，能够有效刺激肠道蠕动和消化液的分泌，降低肠道疾病的发生率。

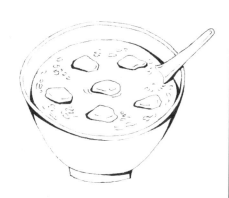

大雪节气喝碗热乎乎的红薯粥，既美味又健康。

观河捕鱼

　　到了大雪节气，由于气温越来越低，很多河流逐渐出现了封冻现象，人们可以在岸上欣赏封河风光。同时大雪时节也是捕获乌鱼的好时节。

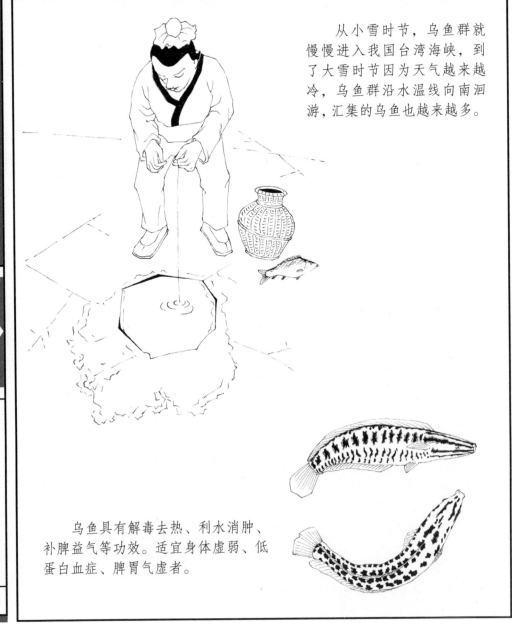

从小雪时节，乌鱼群就慢慢进入我国台湾海峡，到了大雪时节因为天气越来越冷，乌鱼群沿水温线向南洄游，汇集的乌鱼也越来越多。

乌鱼具有解毒去热、利水消肿、补脾益气等功效。适宜身体虚弱、低蛋白血症、脾胃气虚者。

大雪进补

时至大雪，是"进补"的大好时节，但不要一味地补充有营养的食物，要根据地域、天气吃不同的食物。

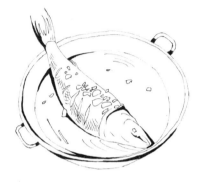

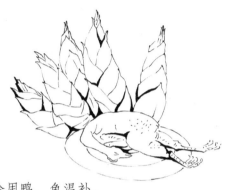

江南不太冷的地方适合用鸭、鱼温补。

北方气候寒冷，可以用羊肉、牛肉补充身体元气，增加御寒能力。如果天气持续干燥，还要在滋补时增加冰糖、百合等甘润的食物，以起到"灭火器"的作用，防止身体上火。

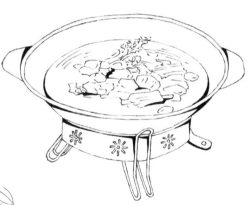

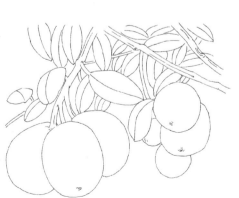

大雪节气前后，柑橘类水果大量上市，适当吃一些可以防治鼻炎，消痰止咳。

大雪养生大攻略

大雪白茫茫，进补正当时

严防风寒别松懈，帽子围巾别离身

元气不足身体虚，羊肉韭菜如神医

大雪时节，肾经锻炼有法

大雪时节，灸灸督脉，肾阳充足

大雪时节，艾灸任脉，温补肾阳

大雪白茫茫，进补正当时

　　从中医养生学的角度看，大雪已到了"进补"的大好时节。所谓"补"，并不只是吃点营养价值高的东西，用点壮阳的补药。其实这只是进补的一个方面，而进补则是养生学的一个分支。

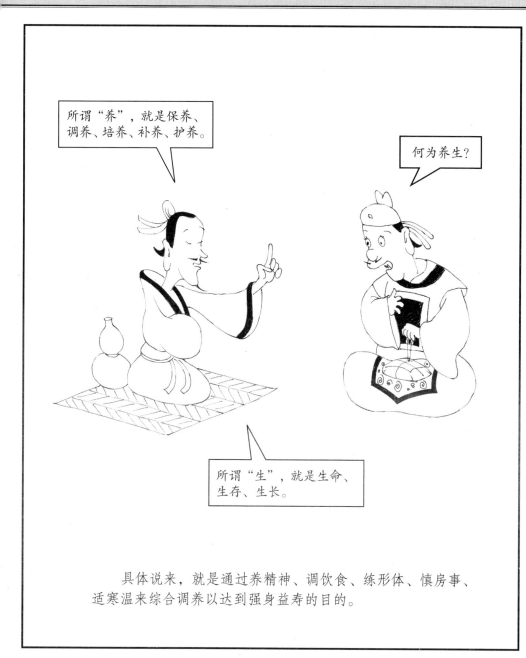

所谓"养"，就是保养、调养、培养、补养、护养。

何为养生？

所谓"生"，就是生命、生存、生长。

　　具体说来，就是通过养精神、调饮食、练形体、慎房事、适寒温来综合调养以达到强身益寿的目的。

饮食清淡为要点

《黄帝内经》中记载"味过于咸，大骨气劳，短肌，心气抑"。吃过多太咸的食物，很容易引起肾气、脾气和心气的受伤。

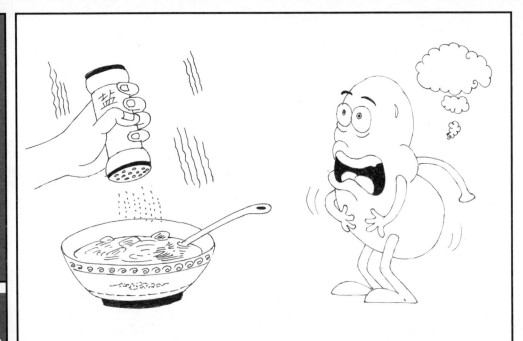

咸味食物多为寒性食物，最容易损伤阳气，而人体阳气的根本就在于肾，肾阳被伤了，那么体内的各个系统自然也就出现问题了。因此，应保持常食清淡的食物的习惯。

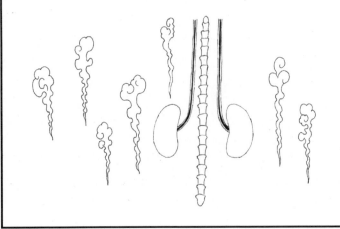

人生立命，
全在肾阳，养足
肾阳千年寿。

酒为百药之首

除了食补，还可以适当进行酒补。尤其是饮用红高粱酿制的酒。酒对应八卦中的坎卦，坎应肾，晚上酉时是肾经最旺，最适合肝气不足者饮酒。

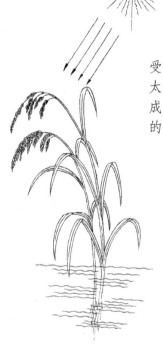

红高粱的种子直接受太阳的曝晒，储存了太阳的能量，所以酿制成酒就好比把这种阳气的能量储存在液体状态。

晚上适量饮酒可使手指凉、气短者补元气；后背凉者可温补肾阳；腹胀而便稀不爽者可健脾；眼干涩者可养肝阴。

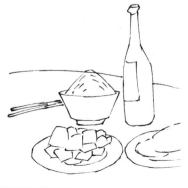

严防风寒别松懈，帽子围巾别离身

　　中医有"阳虚生外寒"之说，"寒"邪是一种阴邪，最易伤人阳气，一旦阳气受损，会出现身体温度降低、手足发凉，甚至长冻疮等明显的寒象。

图解百姓天天养生丛书

健康顺时生活立冬小雪大雪篇

　　金代名医张子和认为："先论攻邪，邪去而元气自复也。"假如病邪侵入人体，如果先行补虚而忽视祛邪，等于关了门，将病邪留于体内，那个时候就很难驱除，往往会造成病症迁延不愈。所以在寒风肆虐的冬季，应将保暖工作放在第一位。

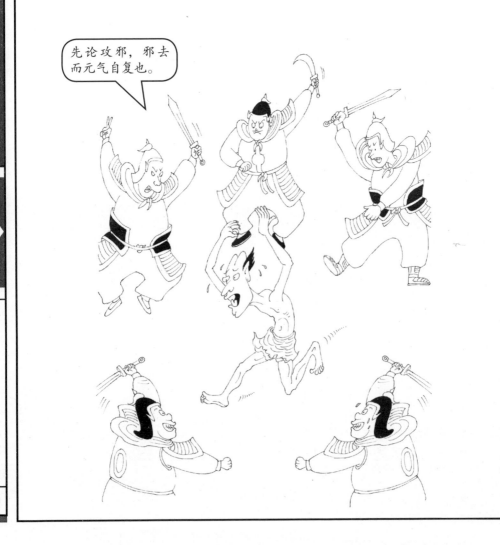

先论攻邪，邪去而元气自复也。

防寒措施做到位

　　中医学认为，"正气存内，邪不可干"，这与现代医学中提倡增强免疫力有相似之处。对于重点保护人群——老年人和小孩来讲，大雪时节要积极采取防寒措施，做好头、颈、胸和脚部的保暖工作，还要通过健康饮食培补正气，正气足了，邪气自然不易侵入人体。

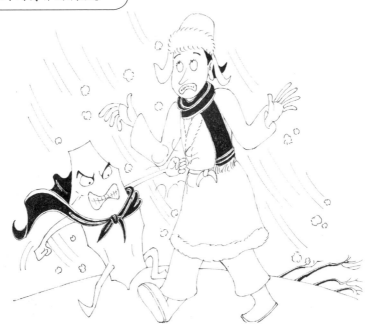

前胸后背。这是肺所在的地方，"肺为娇脏"，受寒易引起咳喘，建议大家出门要用长围巾系在胸口护胸，以减少寒冷对身体的刺激。

头部。人体手、足的阳经都在头部会聚，如果头部被冻住了，体内阳气便容易走散。

脚部。离心脏最远，血液供应慢且少，保暖措施更要做到位。最好穿上长袜、厚靴，睡前热水洗脚，以促进人体内部的气血流动。

颈部。是气管所在的部位，一旦颈部受到冷风袭击，就会引起咽部发痒、咽喉肿痛、咳嗽有痰等症状。

冬天要把自己包裹得严实一些

　　"冬"的意思是什么呢？《说文解字》上说："冬，终也。"是结束终了的意思。

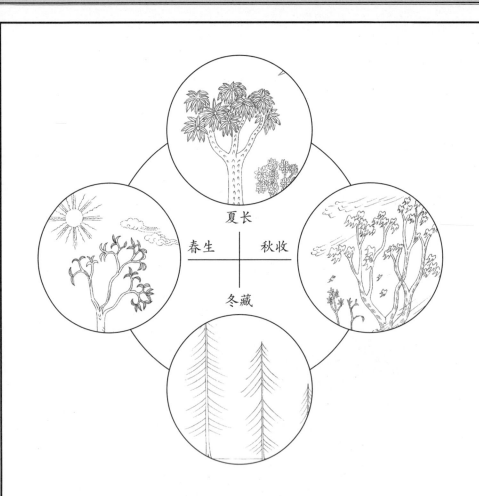

夏长

春生 ｜ 秋收

冬藏

　　"离离原上草，一岁一枯荣。"一年生的草本植物，经过春生、夏长、秋实以后，到了冬天就完成了自己的使命枯死了。来年发青吐芽的是它的子孙后代，而不是它自己。而多年生的草本植物，则进化了一步，同样经过春生、夏长、秋实，但通过落叶、收敛、闭藏，对抗严寒冰霜，来年还能推陈出新，继续欣欣向荣。

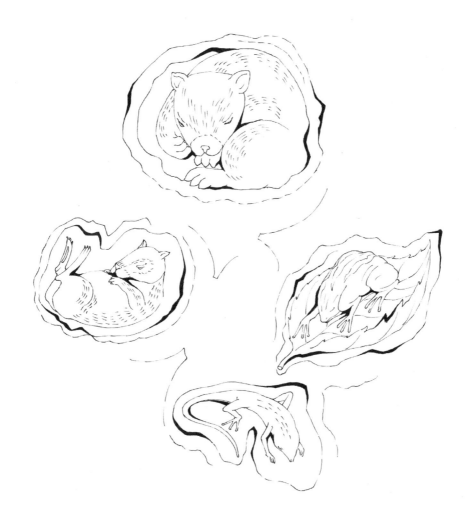

在寒冷的冬季，自然界一些动物，如刺猬、蛇、乌龟等，通过冬眠来保存自己，而鸟儿则是通过逐日飞翔迁徙来躲避严寒。

冬天不闭藏，就会丧失精气

在寒冷的大冬天，我们会经常看见街上一些穿长靴光着大腿或是露着肚脐装的时髦女性。而她们根本不明白自己裸露在外的恰恰是人体最薄弱的部位，结果只会先耗伤自己的宝贵的阳气，接着就是外来寒邪入侵到体内，这就是冬天不闭藏的危害。

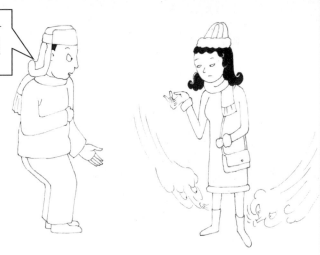

唉呦，你真的一点也不冷吗？你现在是没感觉，到时候就知道厉害喽！

闭藏的反义词是开泄，也就是说在冬天要把自己包裹得严实一些，不要袒胸露怀、不要穿露脐装，一句话别着凉、别把自己冻着了。

膝关节是气血最不容易流通的地方，所以用关和节来命名。平时我们可以摸摸大腿、小腿是温的，而膝盖往往是凉的。很多人受了风寒湿邪，出现腰腿疼痛之前，都是先出现关节疼痛，也就是关节炎。

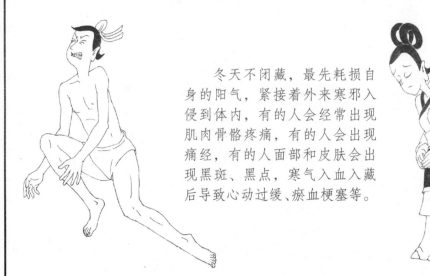

冬天不闭藏，最先耗损自身的阳气，紧接着外来寒邪入侵到体内，有的人会经常出现肌肉骨骼疼痛，有的人会出现痛经，有的人面部和皮肤会出现黑斑、黑点，寒气入血入藏后导致心动过缓、瘀血梗塞等。

冬不养藏，气血逆行，手脚冰凉

　　逆之则伤肾，就是说冬天若收藏不利，就会丧失精气。打个通俗的比喻，比如一株庭院栽种的月季，到了冬天，花农往往将它们的宿根深埋起来，到了第二年春天，这些月季就会再生发成长。若是严冬裸露在外，它们也会丧失精气，到了来年生发之时，它们就没有动力，没有养分了。

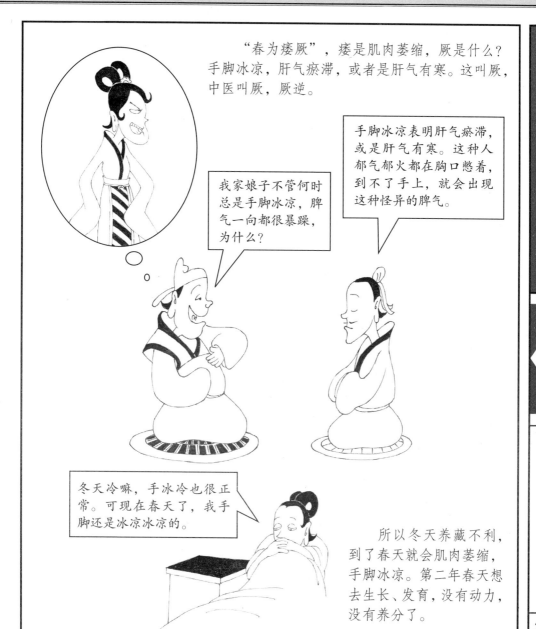

元气不足身体虚，羊肉韭菜如神医

  阳痿不仅严重威胁男性的身心健康，还直接对婚姻和家庭幸福产生巨大的破坏作用。很多人对治疗阳痿的概念定义在用壮阳药的范畴上，其实，这种做法是对身体最为基础性的伤害。如果药补不对症或太过，就会发生阴阳的偏盛偏衰，使机体新陈代谢产生失调而事与愿违。

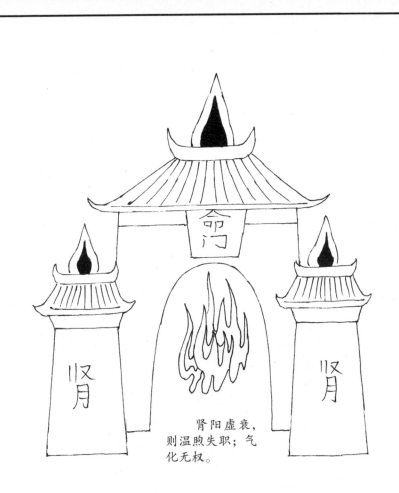

肾阳虚衰，
则温煦失职；气
化无权。

  根据中医的观点，阳痿多由房室劳损、肝肾不足、命门火衰引起。只要在激发补肾壮阳功能的基础上，采用疏肝理气、活血化瘀、培养元气之法，就能促进垂体－肾上腺－生殖腺的激素分泌，增强性功能。

饮食壮阳，羊肉、韭菜不可少

羊肉：羊肉是冬季的进补佳品。韭菜：韭菜因温补肝肾，助阳固精作用突出，故有"起阳草"之称。

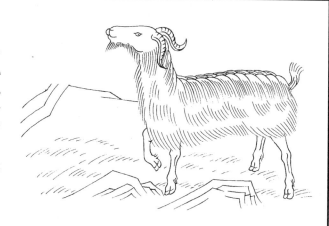

《本草从新》中说，羊肉能"补虚劳，益气力，壮阳道，开胃健力"。用羊肉煮粥或汤，可治男子五劳七伤及胃虚阳痿等，并有温中去寒、温补气血、通乳治带等功效。

羊肉炖萝卜

材料：取白萝卜500克，羊肉250克，姜、料酒、食盐各适量。

做法：将白萝卜、羊肉洗净切块备用，锅内放入适量清水将羊肉入锅，开锅后5分钟捞出羊肉，水倒掉，重新换水烧开后放入羊肉、姜、料酒、盐，炖至六成熟，将白萝卜入锅至熟。

功效：此品有益气补虚，温中暖下的作用，对腰膝酸软、困倦乏力、肾虚阳痿、脾胃虚寒者更为适宜。

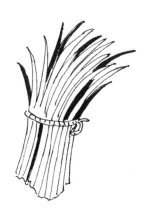

《本草纲目》中记载："韭菜补肝及命门，治小便频数、阳痿、遗尿等。"而韭菜子有固精、助阳、补肾、治带、暖腰膝等作用，适用于阳痿、遗精、多尿等疾病。用韭菜子研粉，每天早、晚各服15克，开水送服，对治疗阳痿有效。

强肾生精，按按手耳足

　　手部按摩：生殖腺反射区、肾点、命门点。

图解百姓天天养生丛书

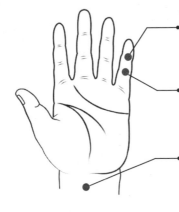

肾点
位于手掌面小指远节指间关节横纹的中央。

命门点
位于手掌面小指近节指间关节横纹的中央。

生殖腺反射区
位于双手掌根部腕横纹中点处，相当于手厥阴心包经之大陵穴处。

肾点、命门点

　　以拇指指端重力揉按小指上的肾点、命门点，能收到益精补肾、壮阳强身的效果。

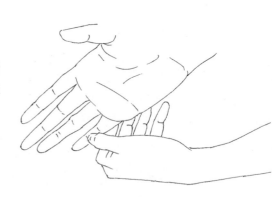

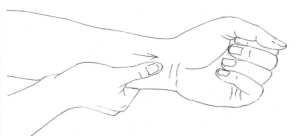

生殖腺反射区

　　以拇指指腹推按生殖腺反射区5分钟，力度轻柔和缓。

健康顺时生活立冬小雪大雪篇

耳穴刺激：耳轮、耳郭。

耳郭

　　双手掌心互擦发热，置于整个耳郭上，反复按摩耳郭腹背两面，以透热为度。此法可以通经活络。

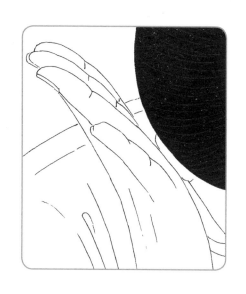

耳轮

　　双手握空拳，以拇指和示指沿耳轮上下来回推摩，直至耳轮充血发热为止。每日2～3次。此法有强肾、生精、健身之功效。

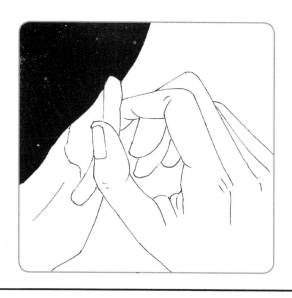

足部按摩：脑垂体反射区、前列腺反射区。

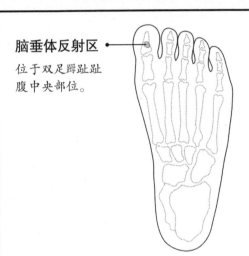

脑垂体反射区

位于双足瞬趾趾腹中央部位。

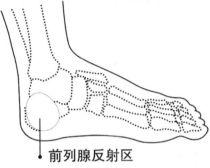

前列腺反射区

位于足跟骨内侧，踝骨后下方的三角形区域，前列腺或子宫的敏感点在三角形直角顶点附近。

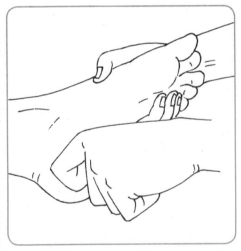

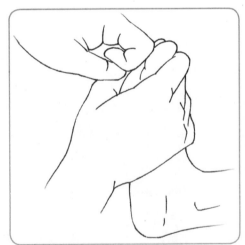

前列腺反射区

　　右手握足，将示指弯曲成镰刀状，以示指外侧缘施力刮压3~4次，力度以反射区感到酸痛为宜。

脑垂体反射区

　　右手握足，左手半握拳，示指弯曲，以示指近节指间关节为顶点施力，然后做定点深入按压，力度以反射区产生酸痛为宜。

大雪时节，肾经锻炼有法

　　足少阴肾经起于足小趾下部，斜向足底心，出足舟骨粗隆下方，沿内踝后侧上行小腿胫侧（分支进入足跟），出窝胫侧，上行大腿内后侧，过脊柱，属于肾，络于膀胱。其主干（直行脉）由肾向上，过肝、膈入肺中，沿喉咙、夹舌根旁。由肺中分出一支脉络于心、流注于胸中，接手厥阴心包经。

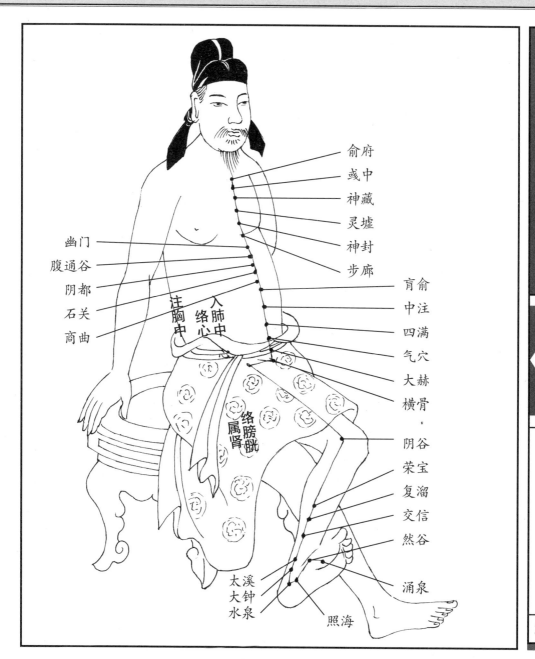

幽门
腹通谷
阴都
石关
商曲
注胸中
入肺中
络心中
络膀胱
属肾
太溪
大钟
水泉

俞府
或中
神藏
灵墟
神封
步廊
肓俞
中注
四满
气穴
大赫
横骨
阴谷
荣宝
复溜
交信
然谷
涌泉
照海

锻炼肾经，推拿腹部肾经和按摩足底穴位

肾为先天之本，是藏贮精气之所，人的精气神源于肾。肾发挥作用需要肾经来调节，所以我们可以通过锻炼肾经来保养肾。锻炼肾经，我们主要是推拿腹部肾经和按摩足底穴位。

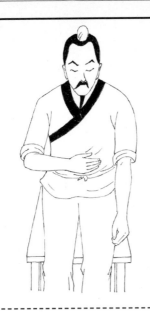

坐在椅子上，用手掌或者是手握成拳头，沿着肾经由心口至小腹上下推揉。每次5~10分钟，每日1次，最好在酉时（17：00~19：00）进行。此法可以有效疏通胸腹部的肾经，有助于保持气血通畅。

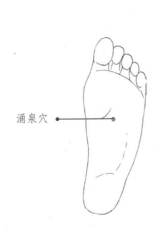

涌泉穴

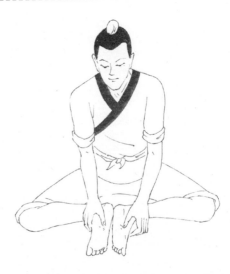

盘腿而坐，用双手按摩或屈指点压双侧涌泉穴，力量以该穴位达到酸胀感觉为宜。每次50~100下。若能长年坚持，自然会增强肾功能。

足少阴肾经艾灸疗法

本经所属腧穴就能主治有"肾"方面所发生的病症：口热、舌干燥、咽部发肿、气上逆、喉咙发干而痛、心中烦扰且痛、黄疸、腹泻、脊柱痛、大腿内侧后缘痛、痿软、厥冷、喜卧，脚心发热而痛。

穴位	位置	适用病症	艾灸用法
然谷	在足内侧缘，足舟骨粗隆下方，赤白肉际	喉痹，咳血，消渴，阴痒，阴挺，月经不调，阳痿，遗精，脐风口噤，足跗肿痛等	灸3~7壮
照海	在足内侧，内踝尖下方凹陷处	咽喉干燥，痫病，失眠，嗜卧，惊恐不宁，目赤肿痛，月经不调，痛经，赤白带下，阴挺，阴痒，疝气，小便频数，脚气	灸3~5壮
复溜	在小腿内侧，太溪直上2寸，跟腱的前方	肾炎，睾丸炎，尿路感染；小儿麻痹后遗症，脊髓炎；功能性子宫出血，腹膜炎，痔，腰肌劳损	灸3~7壮
横骨	在下腹部，当脐中下5寸，前正中线旁开0.5寸	阴部痛，少腹痛，遗精，阳痿，遗尿，小便不通，疝气	灸3~5壮
气穴	在下腹部，当脐中下3寸，前正中线旁开0.5寸	月经不调，白带，小便不通，泄泻，痢疾，腰脊痛，阳痿，腰部疼痛等	灸5~10壮
中注	在下腹部，当脐中下1寸，前正中线旁开0.5寸	月经不调，腰腹疼痛，大便燥结，泄泻，痢疾	灸5~10壮
肓俞	在腹中部，当脐中旁开0.5寸	腹痛绕脐，呕吐，腹胀，痢疾，泄泻，便秘，疝气，月经不调，腰脊痛	灸5~10壮
商曲	在上腹部，当脐中上2寸，前正中线旁开0.5寸	腹痛，泄泻，便秘，腹中积聚	灸5~7壮
幽门	在上腹部，当脐中上6寸，前正中线旁开0.5寸	腹痛，呕吐，善哕，消化不良，泄泻，痢疾	灸3~7壮
神封	在胸部，当第4肋间隙，前正中线旁开2寸	咳嗽，气喘，胸胁支满，呕吐，不欲食，乳痈	灸3壮
灵墟	在胸部，当第3肋间隙，前正中线旁开2寸	咳嗽，气喘，痰多，胸胁胀痛，呕吐，乳痈	灸3壮
俞府	在胸部，当锁骨下缘，前正中线旁开2寸	气喘突然发作的时候，可以指压胸骨旁的"俞府"及"彧中"可达到止喘的效果	灸3壮

大雪时节，灸灸督脉，肾阳充足

　　起始于小腹部，当骨盆的中央，在女子，入内联系阴部的"廷孔"——当尿道口外端。由此分出一络脉，分布外阴部，会合于会阴，绕向肛门之后，它的分支别行绕臀部到足少阴，与足太阳经的分支相合。足少阴经从股内后缘上行，贯通脊柱而连属肾脏。督脉又与足太阳经起于目内眦，上行至额，交会于巅顶，入络于脑；又退出下项，循行肩胛内侧，挟脊柱抵达腰中，入循脊里络于肾脏。在男子，则循阴茎，下至会阴部，与女子相同。督脉另一支从小腹直上，穿过肚脐中央，向上通过心脏，入于喉咙，上至下颌部环绕唇口，向上联络两目之下的中央。

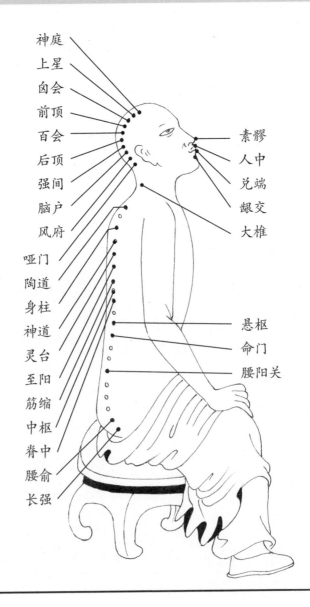

督脉艾灸疗法

本经主治症有手足拘挛、震颤、抽搐、中风不语，痢疾、癫狂、头部疼痛，目赤肿痛流泪，腿膝腰背疼痛，颈项强直、伤寒、咽喉牙齿肿痛，手足麻木，破伤风，盗汗等。

穴位	位置	适用病症	艾灸用法
长强	在尾骨下，当尾骨端与肛门连线的中点处	大小便难，脱肛泄血，五淋，洞泄，失精	灸3～7壮
腰阳关	在腰部，当后正中线上，第4腰椎棘突下凹陷中	坐骨神经痛，腰骶神经痛，类风湿关节炎，小儿麻痹，盆腔炎，心肌梗死等疾病	灸3～7壮
悬枢	在腰部，当后正中线上，第1腰椎棘突下凹陷中	腰痛，腹痛泄泻，痢疾，脱肛等	灸3～7壮
中枢	在背部，当后正中线上，第10胸椎棘突下凹陷中	腰痛，四肢寒热，黄疸，胃痛，恶心呕吐	灸3～5壮
至阳	在背部，当后正中线上，第7胸椎棘突下凹陷中	胸胁胀痛，脊强，腰背疼痛，黄疸，胆囊炎，胆道蛔虫症，胃肠炎，肋间神经痛	灸3～5壮
身柱	在背部，当后正中线上，第3胸椎棘突下凹陷中	身热，咳嗽，气喘，惊厥，癫痫，脊背强痛，疔疮，百日咳，支气管炎，肺炎，肺结核，瘾症等	灸5～10壮
大椎	在后正中线上，第7颈椎椎棘突下凹陷中	头项强痛，疟疾，热病，癫痫，骨蒸潮热，咳嗽，气喘，上呼吸道感染，脊背强急	灸5～10壮
百会	在头部，当前发际正中直上5寸，或两耳尖连线的中点处	头痛，头重脚轻，痔，高血压病，低血压，宿醉，目眩失眠，焦躁等	灸5～10壮
神庭	在头部，当前发际正中直上0.5寸	惊悸，失眠，头痛，头晕目眩，鼻渊，鼻炎，神经官能症，记忆力减退，精神分裂症	灸5壮

大雪时节，艾灸任脉，温补肾阳

起始于中极下的会阴部，向上到阴毛处，沿腹里，上出关元穴，向上到咽喉部，再上行到下颌，口旁，沿面部进入目下。

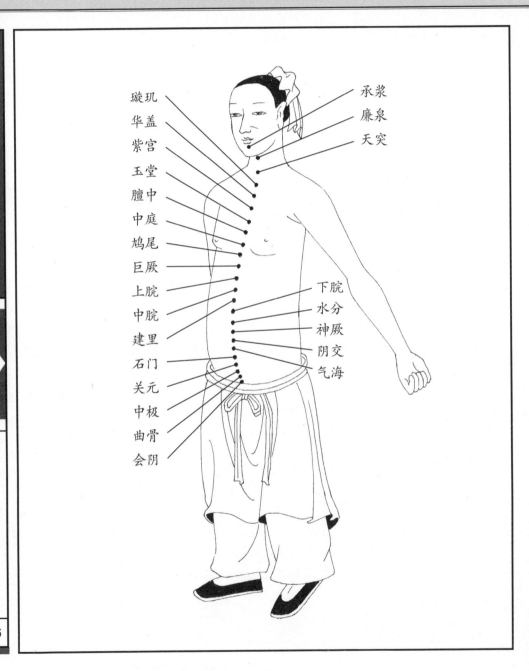

璇玑
华盖
紫宫
玉堂
膻中
中庭
鸠尾
巨厥
上脘
中脘
建里
石门
关元
中极
曲骨
会阴

承浆
廉泉
天突

下脘
水分
神厥
阴交
气海

任脉艾灸疗法

任脉起于胞中，有"主胞胎"的功能，它所经过的石门穴，别名称为"丹田"，为男子贮藏精气，女子维系胞宫之所，又为"生气之原"。

穴位	位置	适用病症	艾灸用法
中极	在下腹部，前正中线上，当脐中下4寸	癃闭，带下，阳痿，痛经，产后恶露不下，阴挺，疝气偏坠；积聚疼痛	灸7～50壮
阴交	在下腹部，前正中线上，当脐中下1寸	肠鸣腹胀，泄泻，月经不调，带下，阴挺，不孕，滞产，遗精，阳痿，遗尿，疝气，失眠，下肢痿痹，脚气	灸7～15壮
中脘	在上腹部，前正中线上，当脐中上4寸	胃炎，胃溃疡，胃扩张，子宫脱垂，荨麻疹，食物中毒	灸5～15壮
上脘	在上腹部，前正中线上，当脐中上5寸	胃脘疼痛，腹胀，呕吐，呃逆，纳呆，食不化，黄疸，泄利，虚劳吐血，咳嗽痰多，癫痫	灸7～15壮
巨阙	在上腹部，前正中线上，当脐中上6寸	健忘，胸满气短，咳逆上气，腹胀暴痛，呕吐，呃逆，噎膈，吞酸，黄疸，泄利	灸3～7壮
中庭	在胸部，当前正中线上，平第5肋间，即胸剑结合部	胸腹胀满，噎膈，呕吐，心痛，梅核气	灸3～5壮
膻中	在胸部，当前正中线上，平第4肋间，两乳头连线的中点	咳嗽，气喘，咯唾脓血，胸痹心痛，心悸，心烦，产妇少乳，噎膈，臌胀	灸3～5壮
天突	在颈部，当前正中线上，胸骨上窝中央	咳嗽，哮喘，胸中气逆，咯吐脓血，咽喉肿痛，舌下急，暴喑，瘿气，噎膈，梅核气	灸7～7壮
廉泉	在颈部，当前正中线上，结喉上方，舌骨上缘凹陷处	舌强不语，舌缓流涎，舌下肿，哑，暴喑，咳嗽，咽喉肿痛，及支气管炎，舌炎，舌肌麻痹等	灸5壮
承浆	在面部，当颏唇沟的正中凹陷处	口眼㖞斜，唇紧，面肿，牙痛，齿龋，龈肿，流涎，口舌生疮，暴喑不言，消渴嗜饮，小便不禁，癫痫	灸3～5壮